Prof. Dr. med. Dagny Holle-Lee

DIAGNOSE KOPFSCHMERZ UND MIGRÄNE

Prof. Dr. med. Dagny Holle-Lee

DIAGNOSE
KOPFSCHMERZ
UND MIGRÄNE

Antworten zu
- Ursachen
- Diagnose
- Therapien

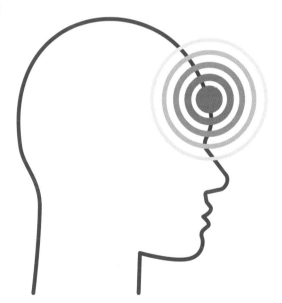

herbig sprechstunde

Bildnachweis

Mit einer Illustration von shutterstock (Seite 13) und einer Illustration von Mascha Greune (Seite 55).

Impressum

Umschlaggestaltung von STUDIO LZ, Stuttgart, unter Verwendung eines Motivs von shutterstock.

Alle Angaben in diesem Buch erfolgen nach bestem Wissen und Gewissen. Sorgfalt bei der Umsetzung ist indes dennoch geboten. Der Verlag und der Autor übernehmen keinerlei Haftung für Personen-, Sach- oder Vermögensschäden, die aus der Anwendung der vorgestellten Materialien, Methoden oder Informationen entstehen könnten.

Sollte diese Publikation Links auf Webseiten Dritter enthalten, so übernehmen wir für deren Inhalte keine Haftung, da wir uns diese nicht zu eigen machen, sondern lediglich auf deren Stand zum Zeitpunkt der Erstveröffentlichung verweisen.

Unser gesamtes Programm finden Sie unter **kosmos.de/herbig**.

Gedruckt auf chlorfrei gebleichtem Papier

© 2021, Herbig in der
Franckh-Kosmos Verlags-GmbH & Co. KG,
Pfizerstraße 5–7, 70184 Stuttgart
Alle Rechte vorbehalten
ISBN 978-3-96859-021-9
Projektleitung: Ramona Imhof
Redaktion: Raphaela Tiroch, Stuttgart
Gestaltungskonzept, Gestaltung und Satz: DOPPELPUNKT, Stuttgart
Produktion: Hanna Schindehütte
Druck und Bindung: Printer Trento
Printed in Italy / Imprimé en Italie

FSC
www.fsc.org
MIX
Papier aus verantwortungsvollen Quellen
FSC® C015829

INHALT

Vorwort   6

1 Grundlagen   9

2 Diagnose   19

3 Symptome   25

4 Akuttherapie   59

5 Prophylaktische Therapie   85

6 Strom und Operation   105

7 Ernährung   109

8 Hormone   113

9 Abseits der Schulmedizin   121

10 Zum Weiterlesen   125

VORWORT

Liebe Leserin, lieber Leser,
jeden Tag behandle ich in meiner Sprechstunde Patienten mit Migräne und anderen Kopfschmerzen. Dabei habe ich festgestellt, dass viele Patienten dieselben Fragen umtreiben. Manchmal sind es komplizierte Fragen, manchmal aber auch ganz einfache, die sich schnell beantworten lassen. Die meisten meiner Patienten haben lange auf den Termin gewartet. Oftmals frage ich mich, warum diese Fragen nicht schon vorher von einem Arzt beantwortet wurden oder warum die Patienten nicht selbst auf die Antwort, z. B. im Internet, gestoßen sind. Leider ist es immer noch so, dass viel zu wenig Aufklärungsarbeit zum Thema Migräne und Kopfschmerzen geleistet wird. Weil das Wissen in dem Bereich fehlt, leiden viele Betroffene mehr, als sie eigentlich müssten.

Ich habe in diesem Buch die häufigsten Fragen zusammengestellt, die mir in meinem ärztlichen Alltag begegnen. Ich habe versucht, sie so zu beantworten, dass die Antworten auch ohne medizinische Kenntnisse leicht zu verstehen sind. Ich hoffe, dass auch Ihre Fragen in diesem Buch ausreichend behandelt werden.

Ich wünsche Ihnen alles Gute und ein möglichst kopfschmerzarmes Leben.

Ihre Dagny Holle-Lee

KOPFSCHMERZ UND MIGRÄNE: GRUNDLAGEN

1

1 Was sind primäre Kopfschmerzen?

Primäre Kopfschmerzen sind Kopfschmerzen, bei denen der Schmerz die eigentliche Erkrankung ist, bei denen sich also keine andere Ursache finden lässt. Zu den primären Kopfschmerzen zählen unter anderem die Migräne, der Spannungskopfschmerz und der Clusterkopfschmerz. Der Schmerz bei diesen Erkrankungen ist dadurch bedingt, dass im Gehirn eine Art Softwarestörung vorliegt, die dann Schmerzen auslöst. Die Ursache dieser Softwarestörung liegt in der Genetik der betroffenen Menschen, ist also vererbt. Kommen dann hormonelle Faktoren und Umweltfaktoren hinzu, wird Schmerz ausgelöst. Aktuell gibt es noch keine Verfahren, die primäre Kopfschmerzen nachweisen können. D. h., egal wie viele Untersuchungen Sie machen lassen, es wird sich kein Untersuchungsergebnis finden, das Ihnen sagt, dass Sie eine Migräne haben. Für viele Menschen ist das sehr unbefriedigend, weil sie gern einen handfesten Beweis hätten, dass sie unter einem primären Kopfschmerz leiden. Die Therapie dieser primären Kopfschmerzen besteht darin, dem Schmerz mit Therapien vorzubeugen. Es gibt allerdings keine kausale Therapie der Beschwerden, d. h., wir können nicht die Ursache der Beschwerden bekämpfen, weil wir sie derzeit noch gar nicht richtig kennen. Aber wir können die Symptome bei fast allen Betroffenen sehr gut in den Griff bekommen.

2 Was sind sekundäre Kopfschmerzen?

Bei den sekundären Kopfschmerzen ist der Kopfschmerz ein Symptom einer anderen Erkrankung. Beispielsweise leidet man im Rahmen einer Nasennebenhöhlenentzündung unter Kopfschmerzen. Gleiches gilt natürlich auch für eine Hirnhautentzündung oder nach einem Schädel-Hirn-Trauma. Hier ist der Schmerz eine Folge einer anderen Erkrankung. In diesem Punkt unterscheiden sich die sekundären Kopfschmerzen fundamental von den primären

Exkurs: Primäre Kopfschmerzen

Die Klassifikation der Internationalen Kopfschmerzgesellschaft (IHS) unterscheidet über 200 Kopfschmerzarten, viele davon sind primäre Kopfschmerzarten. In der Realität spielen die meisten keine größere Rolle. Kennen sollte man den Clusterkopfschmerz, da dieser gar nicht so selten ist, und wenn er nicht diagnostiziert wurde, sehr schlecht behandelt wird. Die Kopfschmerzen treten hier immer nur auf einer Kopfseite auf, die Schmerzattacken halten zwischen 15 Minuten und 3 Stunden an. Im Gegensatz zu Migränepatienten legen sich Betroffene zumeist nicht hin, sondern laufen umher oder schlagen sogar den Kopf gegen die Wand, wenn der Schmerz unerträglich stark wird. Während der Attacken kommt es zu sog. trigeminoautonomen Begleitsymptomen. Darunter versteht man z. B. ein tränendes Auge auf der Seite des Kopfschmerzes, eine laufende Nase, eine Rötung des Auges oder auch eine Schwellung der Gesichtshälfte. Typischerweise treten bis zu acht Attacken am Tag auf, manchmal auch in der Nacht. Der Clusterkopfschmerz betrifft häufiger Männer als Frauen, was einen wichtigen Unterschied zur Migräne darstellt – von der Migräne sind häufiger Frauen betroffen.

Daneben gibt es die paroxysmale Hemikranie, die relativ ähnlich aussieht, aber deutlich seltener auftritt und überwiegend Frauen betrifft. Die Attacken dauern 2 bis 30 Minuten an. Als dritter Kopfschmerz ist das SUNCT-Syndrom zu nennen, bei dem es zu noch kürzeren Attacken rund um das Auge kommt, die wenige Sekunden bis zu zwei Minuten anhalten können. Ein besonderer primärer Kopfschmerz ist der Hypnic headache, der schlafgebundene Kopfschmerz. Er tritt im höheren Lebensalter auf; die Schmerzattacken treten nur aus dem Nachtschlaf heraus auf, meist zur selben Uhrzeit.

Kopfschmerzen. Und das hat relevante Folgen für die einzuleitende Therapie. Natürlich behandelt man auch bei den sekundären Kopfschmerzen den Schmerz an sich, z. B. mit Schmerzmitteln. Das Hauptaugenmerk der Therapie liegt aber darauf, die Ursache des Schmerzes zu bekämpfen. Deswegen wird Ihnen Ihr Arzt z. B. zur Behandlung der Nasennebenhöhlenentzündung Antibiotika verschreiben.

Wie lässt sich Schmerz objektiv nachweisen?

Leider lassen sich Schmerzen immer noch nicht objektiv nachweisen. Das ist für den Behandler manchmal schwierig, Schmerzen sieht man eben nicht von außen. Es ist aber auch für den Patienten schwierig, weil dieser häufig trotz größter Schmerzen von seiner Umwelt gar nicht als krank angesehen wird. Dies kann im Alltag zu Konflikten führen, z. B. mit dem Arbeitgeber oder mit Familienangehörigen. Es gibt mittlerweile Studien, in denen versucht wird, mithilfe bestimmter Methoden der funktionellen Magnetresonanztomografie den Schmerz abzubilden. Vielleicht haben Sie selbst schon einmal solche Bilder mit roter Aktivierung bestimmter Hirnregionen gesehen. Bislang ist es nicht möglich, diese Methode für den einzelnen Patienten anzuwenden, Auswertungen existieren nur für Gruppen von Betroffenen. Aktuell muss man sich immer noch auf die subjektive Wahrnehmung des Einzelnen verlassen. Natürlich ist so etwas von Mensch zu Mensch vollkommen unterschiedlich, aber das ist das Wesen des Schmerzes an sich. Jeder von uns hat ein anderes Schmerzempfinden und verarbeitet Schmerzen anders. Deswegen wird eine vollkommene Objektivierung von Schmerzen vielleicht nie möglich sein.

Wie messe ich die Schmerzintensität?

Aktuell kann man nur messen, wie ein Individuum den Schmerz selbst wahrnimmt. Hier stehen verschiedene Schmerzskalen zur Verfügung. Eine häufig verwendete Skala ist die sog. numerische Ratingskala. Hier stehen Zahlen zwischen null und zehn zur Verfügung, mit welchen der Betroffene die Schmerzintensität einordnen kann. Null entspricht dabei gar keinem Schmerz, zehn ist der am schlimmsten vorstellbare Schmerz. Es gibt auch Skalen, bei denen man die Schmerzintensität auf einer Skala selbst einzeichnen kann oder bestimmte Smileys angekreuzt werden können, als Ausdruck, wie unangenehm ein Schmerz empfunden wird. Letztlich ist es aber egal, welche Skala verwendet wird. Wichtig ist nur, dass zum Vergleich, z. B. nach einer erfolgten Therapie über mehrere Monate, dieselbe Skala angewendet wird, um eine gute Vergleichbarkeit zwischen den unterschiedlichen Zeitpunkten zu gewährleisten.

Warum habe ich Migräne?

Die Migräne ist eine angeborene Erkrankung. Der Grund, warum ein Mensch darunter leidet, liegt also in den Genen. Die Erkrankung vererbt sich von einer Generation auf die nächste, d. h. von Mutter und/oder Vater auf die Kinder. Zwar muss nicht jeder mit genetischer Veranlagung auch wirklich erkranken oder erkrankt auf gleiche Art und Weise – Migräne kann von Mensch zu Mensch ganz verschieden aussehen. Es gibt aber kaum Migränepatienten, die keine Angehörigen mit Migräne haben. An dieser ererbten Veranlagung kann der Einzelne nichts ändern, und wir Ärzte können sie nur beeinflussen, aber nicht vollständig verändern. Heilung ginge nur mit einer Art Gentherapie – diese steht uns allerdings nicht zur Verfügung, zumindest aktuell noch nicht. Aber es gibt natürlich Einflüsse im Leben, die mitentscheiden, wie ausgeprägt die Symptome der Migräne dann wirklich auftreten. Dabei spielen

Hormone eine wichtige Rolle, das Wetter, Stress, wie viel Sport man macht und wie man sich ernährt. Aber selbst wenn man alles richtig macht, alle Empfehlungen befolgt und alle sog. Trigger ausschaltet, werden trotzdem noch Migräneattacken auftreten, da wir die Gründe für die Entstehung der meisten Attacken gar nicht kennen. Das ist insofern wichtig zu wissen, weil man damit für seine Migräne keine Schuld trägt. Ganz viele Faktoren sind eben nicht zu beeinflussen. Zumindest gibt es derzeit noch keinen einzelnen Schalter, den man einfach umlegen muss und die Migräne ist passé.

Was genau passiert bei einer Migräne im Gehirn?

Grundsätzlich ist die Migräne so etwas wie eine Softwarestörung des Gehirns. Verschiedene Teile der sog. Schmerzmatrix spielen dabei eine Rolle. Dazu gehören die Kerngebiete des Nervus trigeminus, die im Hirnstamm liegen, Teile des Thalamus und Hypothalamus, die Hirnhäute sowie Teile des Großhirns. Auch beispielsweise die Amygdala, eine Struktur, die für Emotionen verantwortlich ist, ist involviert in der Schmerzentstehung. Während einer Migräneattacke wird die Aktivität dieser Schmerzmatrix hochgefahren. Viele Neuronen feuern intensiver, und es entsteht eine Art Entzündungsreaktion im Gehirn. Dies vor allem an den Hirnhäuten, ähnlich einer Entzündung, wie sie im Rahmen eines viralen oder bakteriellen Infekts entstehen kann. Bis heute weiß man nicht, an welcher Stelle im Gehirn genau die Migräneattacke startet. Wenn man sehr oft unter Migräne leidet, hat das Gehirn zwischen den einzelnen Migräneattacken gar keine Zeit mehr, wieder in den Normalzustand zu gelangen. Man kann sich das ein bisschen wie einen Sonnenbrand des Gehirns vorstellen. Das Schmerznetzwerk bleibt weiter empfindlich, und sobald auch nur kleinere Reize kommen, z. B. Stress oder ein wenig Aufregung, feuern die Neuronen sofort wieder, und die Entzündung startet erneut.

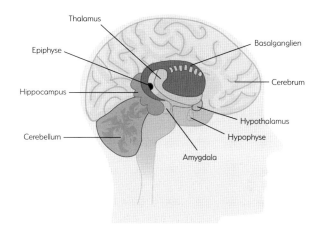

Menschlicher Hirnquerschnitt

Was ist Calcitonin gene related peptide?

Calcitonin gene related peptide, auch CGRP genannt, ist ein Boten-stoff, den man sowohl im Gehirn als auch im restlichen Körper findet. Er ist an Entzündungsreaktionen beteiligt und führt, wenn er aus-geschüttet wird, zu einer starken Verbreiterung von Blutgefäßen, einer sog. Vasodilatation. CGRP spielt eine sehr wichtige Rolle in der Pathophysiologie der Migräne. Während einer Migräne-attacke wird das CGRP z. B. aus dem Kern des Nervus trigeminus ausgeschüttet. Zudem findet man vermehrt CGRP an den Hirnge-fäßen, wo es Entzündungsreaktionen auslöst. Diese Entzündungs-reaktionen sind letztlich dafür verantwortlich, dass ein Schmerz entsteht. Das Gehirn an sich kann keine Schmerzen empfinden. Es gibt Forschungsdaten bereits aus den Achtzigerjahren, die zei-gen konnten, dass während Migräneattacken CGRP vermehrt ins

Blut ausgeschüttet wird. Das kann man bei Migränepatienten sogar im Blut messen. Wenn Menschen unter einer chronischen Migräne leiden, sind die CGRP-Spiegel im Blut dauerhaft erhöht. Zudem gibt es Experimente, die zeigen konnten, dass man mit der Infusion von CGRP Migräneattacken auslösen kann. Mittlerweile stehen neue Medikamente zur Verfügung, die sog. CGRP-Antikörper. Sie nehmen genau auf diesen Mechanismus Einfluss, indem sie das CGRP oder dessen Rezeptor blockieren.

Was genau tut bei Migräne weh?

Das Gehirn selbst kann keine Schmerzen empfinden. Deswegen sind z. B. Operationen am offenen Gehirn, bei denen der Patient wach bleibt, durchaus möglich. Was führt nun aber zu Migräneschmerzen? Die Schuldigen für das Schmerzgefühl sind die Hirnhäute, die das Gehirn umgeben. Sie dienen normalerweise als Schutzschild für das Gehirn. Bei Migräne kommt es nun an den Blutgefäßen der Hirnhäute zu Entzündungsreaktionen. Interessanterweise wird der Schmerz gar nicht da wahrgenommen, wo er entsteht, nämlich an den Hirnhäuten. Er projiziert sich häufig auf andere Stellen, z. B. auf den Nackenbereich. Daher haben viele Migränepatienten das Gefühl, dass die Migräneattacke im Nacken startet und es dann in den ganzen Kopf zieht. Eigentlich ist es aber genau andersherum: Der Schmerz entsteht im Hirnstamm, wird fortgeleitet an die Hirnhäute und dann weiter in den Schulter-Nacken-Bereich.

Exkurs: Nackenschmerz

Viele Menschen leiden unter Nackenschmerzen – hierfür gibt es die unterschiedlichsten Gründe. Häufig wird fälschlicherweise gedacht, dass es sich bei Nackenschmerz immer um ein orthopädisches Problem der Halswirbelsäule handelt. Oder viele meinen, dass langes Sitzen auf unbequemen Stühlen zu einer Fehlbelastung der Halswirbelsäule führt und in der Folge Nackenschmerzen auftreten. Oftmals ist das aber gar nicht der Fall und hinter den Nackenschmerzen versteckt sich eine Migräne. 70 Prozent der Migränepatienten berichten, dass ihre Migräne mit Nackenschmerzen beginnt und sich dann über den Hinterkopf nach vorne ausbreitet. Gerade wenn ein Nackenschmerz nicht im Nacken lokalisiert bleibt, sondern sich weiter ausbreitet, sollte immer auch an eine Migräne als Ursache gedacht werden.

KOPFSCHMERZ UND MIGRÄNE: DIAGNOSE

2

9 Muss ich bei Kopfschmerzen immer ein Bild vom Gehirn machen?

Nein. Aber es gibt Situationen, in denen durchaus ein Bild vom Kopf gemacht werden sollte, z. B. per Magnetresonanztomografie oder Computertomografie, nämlich um zu unterscheiden, ob es sich um einen primären Kopfschmerz oder einen sekundären Kopfschmerz handelt. Aus Angst, einen Hirntumor zu haben, wollen Patienten fast immer ein Bild vom Kopf machen lassen. In den meisten Fällen ist das aber gar nicht notwendig. Wenn man z. B. bereits seit der Jugend einen immer wiederkehrenden Migränekopfschmerz hat, der sich auch nicht verändert und z. B. fünfmal im Monat auftritt, ist ein Bild vom Kopf nicht nötig. Die Wahrscheinlichkeit, da eine Ursache des Kopfschmerzes auszumachen, liegt bei 0,0 Prozent. Vielleicht findet man eine Auffälligkeit, diese hat dann aber sehr wahrscheinlich nichts mit den eigentlichen Kopfschmerzen zu tun. Eine Bildgebung muss immer nur dann gemacht werden, wenn einem irgendetwas an der Kopfschmerzsymptomatik seltsam vorkommt. Das wäre z. B. der Fall, wenn ein Migränekopfschmerz erst im Alter von 60 Jahren auftritt oder wenn jemand, der eigentlich nur einmal im Monat Kopfschmerzen hat, plötzlich jeden Tag unter Schmerzen leidet oder sich der Kopfschmerz plötzlich ganz anders anfühlt. Wenn Ihnen also Ihr Arzt sagt, dass keine Bildgebung vom Kopf gemacht werden muss, weil der Kopfschmerz wie eine typische Migräne aussieht, dann können Sie Ihrem Arzt ruhig vertrauen.

10 Wann ist Kopfschmerz ein Notfall?

Ein Kopfschmerz kann natürlich auch ein Zeichen einer Notfallsituation sein. Dann muss sofort das Krankenhaus aufgesucht werden, um die möglicherweise lebensbedrohliche Situation zu behandeln. Wann ist das der Fall? Die Stärke der Kopfschmerzen ist nicht allein ausschlaggebend. Auch Migräneattacken oder Clusterkopf-

Exkurs:
Was ist der Unterschied zwischen einer Computertomografie (CT) und einer Magnetresonanztomografie (MRT)?

Beides sind bildgebende Verfahren in der Radiologie. Mit beiden Verfahren ist es möglich, digitale Schnittbilder durch das Gehirn zu erstellen, um damit Einblick in das Gehirn zu bekommen. Allerdings gibt es wesentliche Unterschiede zwischen beiden Verfahren. Die Computertomografie geht immer mit einer Strahlenbelastung einher, die, gerade wenn ausführliche Untersuchungen notwendig sind, relativ hoch sein kann. Dies ist bei der Magnetresonanztomografie (auch Kernspintomografie genannt) nicht der Fall. Dieses Verfahren funktioniert ohne jegliche Strahlenbelastung. Außerdem ist die Magnetresonanztomografie etwas genauer, insbesondere bei Strukturen, die sich z. B. auf Höhe des Hirnstamms befinden. Das CT ist allerdings häufiger verfügbar, und die eigentliche Untersuchung dauert nur wenige Sekunden, wohingegen eine MRT-Untersuchung durchaus eine halbe oder Dreiviertelstunde andauern kann. Letztlich muss der Arzt immer überlegen, welches Verfahren für welche Fragestellung in der konkreten Situation am besten geeignet ist.

schmerzen können stärkste Schmerzintensität haben, ohne dass deswegen das Krankenhaus aufgesucht werden muss. Es gibt spezielle Hinweise, die bei Auftreten der Kopfschmerzen Anzeichen dafür sind, dass es sich nicht um einen »normalen« Kopfschmerz handelt, sondern um einen Notfall. Beispielsweise, wenn der Kopfschmerz ganz plötzlich auftritt: Sie stehen an einer Ampel, und plötzlich kommt der stärkste vorstellbare Kopfschmerz. Das kann das Anzeichen für eine Blutung im Gehirn sein. Weitere Anzeichen wären plötzliches hohes Fieber, ein epileptischer Anfall oder weitere neurologische Symptome wie eine Lähmung oder Sprachstörung. Diese Hinweise nennt man Red Flags. Sie geben dem Arzt einen Anhalt dafür, dass es sich möglicherweise um einen Notfall handelt und er weitere Diagnostik einleiten muss.

Brauche ich für eine Kopfschmerzdiagnose ein EEG?

Beim EEG oder Elektroenzephalogramm handelt es sich um ein Verfahren, mit dem Hirnströme aufgezeichnet werden können. Häufig wird es bei Migränepatienten eingesetzt. Allerdings macht das EEG hier aus meiner Sicht keinen Sinn, da es keine für die Migräne typischen Veränderungen anzeigt. Zumeist findet man einen Normalbefund, dieser hilft einem aber letztendlich nicht weiter. In wenigen Fällen findet man im EEG bei Migränepatienten pathologische Befunde, die dann aber nichts mit der Migräne zu tun haben.

Welche Untersuchungen brauche ich für die Diagnose von Kopfschmerzen?

Für die allermeisten Diagnosen bei Kopfschmerzen, insbesondere bei primären Kopfschmerzen, sind keine weiteren Untersuchungen nötig, um die richtige Diagnose zu stellen. Vielmehr reicht eine ausführliche Anamnese aus, d. h., der Arzt muss den Patienten ganz genau befragen und dann einmal körperlich untersuchen. Wenn alles klar ist, müssen bei Migräne oder Spannungskopfschmerzen für gewöhnlich keine weiteren Untersuchungen durchgeführt werden. Anders verhält es sich z. B. beim Clusterkopfschmerz. Hier sollte man immer weitere Untersuchungen durchführen lassen, insbesondere ein MRT.

> **Red Flags: Welche Symptome oder Angaben der betroffenen Person sind ein Hinweis darauf, dass es sich nicht um eine »normale« Migräne, sondern um einen symptomatischen Kopfschmerz handeln kann?**
>
> - erstmaliger, bislang unbekannter Kopfschmerz
> - schlagartiger, explosiver Beginn der Kopfschmerzen
> - Dauerkopfschmerz
> - begleitendes Fieber und Gewichtsverlust
> - Persönlichkeitsveränderung
> - erstmaliger, bislang unbekannter epileptischer Anfall

KOPFSCHMERZ UND MIGRÄNE: SYMPTOME

3

13 Was ist eine Migräne?

Immer wieder kommt die Frage auf, was der Unterschied zwischen normalen Kopfschmerzen und einer Migräne ist. Grundsätzlich ist zu sagen, dass es normale Kopfschmerzen gar nicht gibt. Normal wäre es, gar keine Kopfschmerzen zu haben. Es gibt spezielle Diagnosekriterien, die festlegen, wie eine Migräne aussieht. Diese kann man auf der Website der Internationalen Kopfschmerzgesellschaft[1] nachlesen. Es handelt sich um einen meist einseitigen Kopfschmerz, der mit Licht- und Lärmempfindlichkeit, Übelkeit oder Erbrechen einhergehen kann. Der Kopfschmerz dauert mindestens 4 Stunden und bis zu 72 Stunden an. Wichtig ist zu wissen, dass diese Diagnosekriterien im Alltag nicht immer anwendbar sind, weil sie eigentlich für klinische Studien und nicht für die Anwendung im Alltag aufgestellt wurden. Die Kriterien geben letztlich immer nur einen Anhalt, sie sind keine Liste, die man einfach nur abhaken muss. Wenn mich Patienten persönlich fragen, ab wann ich einen Kopfschmerz für eine Migräne halte, dann antworte ich immer das Folgende: Für mich ist es eine Migräne, wenn der Kopfschmerz Ihren Alltag beeinträchtigt, wenn Sie irgendetwas aufgrund der Kopfschmerzen nicht oder nicht so gut tun können, wie Sie es normalerweise können, und wenn dieser Kopfschmerz mindestens vier Stunden anhält. Wie viel Licht- oder Lärmempfindlichkeit dann dabei ist, ist nicht so wichtig. Auch wie sich der Kopfschmerz anfühlt, ob er pochend ist oder stechend oder drückend, ist für die Diagnose nicht entscheidend. Letztendlich geht es nur um die Beeinträchtigung im Alltag.

14 Wie lange dauert eine Migräneattacke typischerweise?

Die typische Migräneattacke dauert unbehandelt, d. h., wenn Sie keine Schmerzmittel eingenommen haben, mindestens vier Stun-

---

1: https://ichd-3.org/de

den an. Wenn Sie Kopfschmerzen haben, die kürzer andauern, also vielleicht nur eine halbe Stunde, müsste man die Diagnose Migräne noch einmal kritisch hinterfragen. Die meisten Patienten berichten, dass die Migräne für gewöhnlich den ganzen Tag andauert. Viele geben auch an, dass die Migräne mehrere Tage andauern kann. Gemäß der Diagnosekriterien kann die typische Migräne maximal 72 Stunden dauern. In der Realität ist es aber so, dass es Patienten gibt, die durchaus länger, zum Teil sehr viel länger Migräne haben können. Ich kenne Patienten, die auch zwei Wochen am Stück unter ihrer Migräne leiden. Das würde man dann Status migränosus nennen.

Diagnosekriterien der internationalen Kopfschmerzgesellschaft (ICHD-3): Migräne

A. Mindestens fünf Attacken, welche die Kriterien B bis D erfüllen

B. Kopfschmerzattacken, die (unbehandelt oder erfolglos behandelt) 4 bis 72 Stunden anhalten

C. Der Kopfschmerz weist mindestens zwei der folgenden vier Charakteristika auf:
   1. Einseitige Lokalisation
   2. Pulsierender Charakter
   3. Mittlere oder starke Schmerzintensität
   4. Verstärkung durch körperliche Routineaktivitäten (z. B. Gehen oder Treppensteigen) oder führt zu deren Vermeidung

D. Während des Kopfschmerzes besteht mindestens eines:
   1. Übelkeit und/oder Erbrechen
   2. Photophobie und Phonophobie

E. Nicht besser erklärt durch eine andere ICHD-3-Diagnose

15 Meine Kopfschmerzattacken dauern immer nur eine Stunde an – kann das trotzdem eine Migräne sein?

Wenn Ihre Kopfschmerzen immer nur eine Stunde andauern, gibt es zwei Möglichkeiten. Erstens: Sie haben eine gut wirksame Akutmedikation, die so schnell wirkt, dass Sie nach einer Stunde beschwerdefrei sind. Das wäre natürlich großartig. Zweite Möglichkeit: Es handelt sich gar nicht um eine Migräne. Bei Kopfschmerzen ist meiner Meinung nach das wichtigste Unterscheidungskriterium die Länge der Attacken. Einstündige Migräneattacken existieren nicht. Wenn der Kopfschmerz nur eine Stunde anhält, muss man andere Kopfschmerzdiagnosen in Erwägung ziehen, z. B. könnte es sich um einen Clusterkopfschmerz handeln.

16 Was sind die Ursachen von Migräne?

Die Frage nach der Ursache von Migräne ist eine der häufigsten Fragen, die Patienten in der Sprechstunde stellen. Jahrelang suchen sie nach Gründen, machen alle möglichen diagnostischen Tests, die aber in Bezug auf Migräne fast immer unauffällig sind. Viele meinen dann, die wahre Ursache ihrer Migräne einfach noch nicht gefunden zu haben, und sind auch irgendwie enttäuscht. Was sind nun die Ursachen von Migräne? Wichtig ist erst einmal zu wissen, dass es nicht die eine Ursache gibt, die man ohne Probleme beheben oder ausschalten kann. Wenn es so einfach wäre, dann hätten die schätzungsweise mehr als eine Milliarde betroffenen Menschen diese schon gefunden. Eine der wichtigsten Ursachen ihrer Migräne liegt in ihren Genen. Mittlerweile wurden Dutzende Gene entdeckt, die an der Entstehung einer Migräne beteiligt sind. Das erklärt auch, warum es häufig in Familien viele Betroffene gibt. Aber die Gene scheinen nicht die einzige Ursache für Migräne zu sein. So gibt es z. B. eineiige Zwillinge, die nicht beide unter einer Migräne leiden, obwohl sie ja die gleiche genetische Information in sich tragen.

Menschen, die unter Migräne leiden, kommen also wahrscheinlich mit einer entsprechenden genetischen Veranlagung auf die Welt. Dann kommen aber noch weitere Faktoren hinzu, die beeinflussen, ob und wie stark und ausgeprägt sich eine Migräne bei ihnen zeigt. Sicherlich spielen Faktoren wie Hormone, Stress, Lebensweise, Sport, Ernährung, das Wetter und viele weitere eine Rolle. Ich vergleiche das gerne mit Spielern auf einem Fußballfeld. Viele Spieler müssen zusammenarbeiten, damit am Ende ein Tor fällt, und so wird es bei der Migräne auch sein. Zahlreiche Faktoren werden zusammenkommen müssen, damit letztlich eine Migräne auftritt. Viele von diesen Faktoren kennen wir wohl noch nicht. Wichtig ist jedoch für den betroffenen Patienten zu wissen, dass man nie selbst schuld ist an seiner Migräne. Auch wenn man alles richtig macht, wird es mit hoher Wahrscheinlichkeit trotzdem zu Migräneattacken kommen.

17 Was sind typische Trigger für Migräne?

Trigger bzw. Auslöser spielen für Migränepatienten häufig eine sehr wichtige Rolle. Sie suchen akribisch nach dem einen Trigger, dessen Ausschaltung die Migräne beenden wird. Die meisten Betroffenen finden diesen einen Trigger nicht oder schaffen es nicht, ihn auszuschalten. Leider ist das bei den allermeisten Betroffenen nicht der Fall. Allerdings ist es trotzdem sinnvoll, die typischen Trigger zu kennen, da man einige zumindest beeinflussen kann. Typische Trigger sind z. B. eine Änderung der Biorhythmik, also z. B. eine Veränderung des Schlafrhythmus, hormonelle Änderungen und Stress. Möglicherweise spielen auch bestimmte Nahrungsmittel, Alkohol, stark gepökelte Lebensmittel, reifer Käse und Zitrusfrüchte eine Rolle. Auch ein Koffeinentzug kann eine Migräneattacke auslösen. Viele Patienten berichten außerdem, dass ein Wetterwechsel bei ihnen Migräne auslöst. Auch wenn die

Studienlage hierzu bislang begrenzt ist, glaube ich den Patienten, dass das Wetter Einfluss nehmen kann. Natürlich ist man, außer durch Umzug, nicht in der Lage, das Wetter relevant zu beeinflussen. Deswegen empfehle ich Patienten, sich nicht zu intensiv mit dieser Thematik zu beschäftigen, da sie eben nicht zu ändern ist. Grundsätzlich gilt für Trigger: Schauen Sie ganz genau, was bei Ihnen selbst wirklich eine Rolle spielt und was man ändern kann. Die Beschäftigung ausschließlich mit Triggern macht aus meiner Sicht keinen Sinn.

18 Gibt es ein Migränewetter?

Manchmal hat man in der Kopfschmerzsprechstunde oder in der Notaufnahme das Gefühl, dass es ein spezielles Migränewetter gibt. Dann stellen sich besonders viele Patienten vor. Richtig wissenschaftlich bewiesen ist der Zusammenhang zwischen Wetter und Migräne allerdings noch nicht. Es scheint auch so zu sein, dass nicht alle Patienten gleich auf Wetterwechsel reagieren. Für einige scheint vor allem der Wechsel zwischen warm und kalt ein Problem zu sein. Andere wiederum berichten, dass vor allem ein Wechsel zwischen Hoch- und Tiefdruck problematisch ist. Ich würde jedoch davon abraten, den Wetterbericht zu nutzen, um Migräneattacken vorauszusagen. Das wäre dann eine selbsterfüllende Prophezeiung: Man hat mehr Migräneattacken, einfach weil man denkt, dass jetzt ja auf jeden Fall eine Migräneattacke kommen müsste.

19 Mein Kopfschmerz beginnt immer mit Nackenschmerzen. Kann das trotzdem eine Migräne sein?

Ja, das kann eine Migräne sein. Nackenschmerzen sind sehr typisch für Migräne. Fast alle Migränepatienten berichten, dass ihr Schmerz ganz häufig im Nacken bzw. an den Schultern beginnt und sich dann über den Kopf ausbreitet. Deswegen gehen viele fälschlicherweise von einer orthopädischen Erkrankung aus. Dieses Phänomen kommt dadurch zustande, dass die Schmerzfasern von den Hirnhäuten direkt bis in den Nacken ziehen und man dann das Gefühl hat, der Schmerz würde dort entstehen. Er entsteht aber im Gehirn. Die Nackenschmerzen bessern sich, wenn sich auch die Migräne bessert.

20 Ich habe während der Migräne Gesichtsschmerzen oder auch Zahnschmerzen. Ist das normal?

Ja, das ist vollkommen normal. Man spricht in diesem Fall von einer sog. fazialen Migräne, also einer Gesichtsmigräne. Der Hauptschmerz kann dabei im Gesicht liegen, auch Zahnschmerzen sind durchaus typisch. Wichtig ist in diesem Zusammenhang, dass man sich nicht einfach Zähne entfernen lassen sollte, um die Problematik zu lösen, weil dies natürlich keinen Sinn macht.

21 In welchem Alter beginnt die Migräne typischerweise?

Eine Migräne beginnt typischerweise zwischen dem 20. und 40. Lebensjahr. Einige Menschen sind auch schon früher betroffen, z. B. mit Einsetzen der Menstruation. Sehr untypisch wäre es, wenn man erst mit 60 oder 70 Jahren Migräne bekäme. Dann müsste man die Diagnose noch mal ganz genau hinterfragen. Was aber sein kann, ist, dass man im Kindesalter unter einer typischen Migräne gelitten hat, das ganze weitere Leben nicht und dann wieder in höherem Lebensalter Symptome entwickelt. Eine genaue Anamnese, also Befragung des Patienten, ist gerade in solchen Fällen wichtig.

22 Was ist eine vestibuläre Migräne?

Migräne macht nicht nur Kopfschmerzen, sondern kann auch Schwindel verursachen. Nicht wenige Patienten berichten, dass sie während der Migräneattacken auch einen Benommenheitsschwindel verspüren. Daneben gibt es auch noch eine Sonderform der Migräne, die sog. vestibuläre Migräne oder Schwindel-Migräne. Bei dieser Unterform der Migräne spielt der Kopfschmerz oft keine große Rolle, im Vordergrund steht Schwindel. Dieser kann sowohl ein Dreh- als auch ein Schwankschwindel sein. Viele Patienten berichten außerdem über ein Benommenheitsgefühl, so als ob man leicht betrunken wäre. Dieser Schwindel kann dann Sekunden oder Minuten, aber auch Stunden und Tage anhalten. Er kann bei Bewegung, aber auch spontan auftreten und macht den Betroffenen häufig große Angst. Oft fühlt er sich wie eine Migräne an, d. h., Licht- und Lärmempfindlichkeit können vorliegen sowie ein gewisses Ruhebedürfnis. Kopfschmerzen können, müssen aber nicht dabei sein. Häufig berichten Patienten, dass sie das Gefühl haben, die Umwelt nicht richtig wahrzunehmen, Entfernungen falsch abzuschätzen, und dass ihnen z. B. das Fahren durch Alleen mit wechselnden Lichtverhältnissen schwerfällt. Eine Patientin erzählte mir einmal, dass sie es nicht ertrage, wenn ihre Kinder gestreifte Kleidung tragen. Dieses Phänomen, dass Migränepatienten Muster als unangenehm empfinden, findet sich bei der vestibulären Migräne sehr häufig.

23 Wie diagnostiziere ich eine vestibuläre Migräne?

Die Diagnose einer vestibulären Migräne wird durch eine genaue Anamnese (Befragung der Patienten) gestellt. Alle diagnostischen Methoden, die eingesetzt werden, z. B. eine Bildgebung des Gehirns, dienen nur dazu, andere Schwindelerkrankungen auszuschließen. Grundsätzlich ist es bei Schwindel sinnvoll, sowohl einen HNO-

Exkurs: Was kann eine vestibuläre Migräneattacke auslösen?

- Blick auf Muster
- Fahren durch Alleen
- heller Bildschirm
- helles Licht
- wechselnde Lichtverhältnisse
- schnelle Kopfbewegungen
- Autofahrten, insbesondere auf dem Rücksitz, sowie Lesen im Auto

Arzt als auch einen Neurologen aufzusuchen, um andere relevante Diagnosen auszuschließen. Die wichtigste Differenzialdiagnose bei vestibulärer Migräne ist der sog. Morbus Menière. Hierbei handelt es um eine Innenohrerkrankung, die ähnliche Schwindelattacken erzeugt, aber zusätzlich Ohrsymptome, insbesondere eine Hörminderung, verursacht.

24 Wie behandelt man eine vestibuläre Migräne?

Grundsätzlich behandelt man eine vestibuläre Migräne ganz genauso, wie man eine »normale« Kopfschmerzmigräne behandelt. Bei akutem Schwindel kann man sogar eine Kopfschmerztablette einnehmen. Bezüglich der vorbeugenden Maßnahmen wirkt alles, was bei einer Kopfschmerzmigräne auch wirkt.

25 Was ist eine menstruelle Migräne?

Viele betroffene Frauen berichten, dass ihre Migräne vor allem um die Zeit der Menstruation herum auftritt. Eine rein menstruelle Migräne, d. h. eine Migräne, deren Attacken nur während der Menstruation auftreten, ist dagegen eher selten. Häufig berichten Patientinnen, dass die Migräneattacken im Rahmen der Menstruation besonders lang anhaltend sind und die Akutmedikation schlechter wirksam ist. Auch prophylaktische, also vorbeugende, Maßnahmen wirken bei der menstruellen Migräne schlechter, da der hormonelle Trigger, der in diesem Fall für das Auftreten der Migräne verantwortlich ist, in dieser Konstellation besonders stark ist. Wahrscheinlich kommt die Migräne hier dadurch zustande, dass es im Rahmen der Menstruation zu einem starken Hormonabfall kommt, nämlich zu einem Abfall des Östrogens.

Haben Frauen und Männer gleich häufig Migräne?

Wahrscheinlich ist es Ihnen schon aufgefallen, dass Frauen und Männer nicht gleich häufig unter Migräne leiden. Es sind deutlich mehr Frauen von einer Migräne betroffen, etwa doppelt so viele wie Männer. Hierbei spielen sicherlich Hormone eine wichtige Rolle. Wichtig ist aber, dass bei Männern die Diagnose nicht übersehen wird, nur weil es sich um Männer und eben nicht um Frauen handelt. Die Migräne ist sicherlich keine ausschließliche Frauenkrankheit.

Niemand in meiner Familie hat eine Migräne. Kann ich trotzdem eine Migräne haben?

Grundsätzlich ist eine Migräne eine genetische Erkrankung und tritt in Familien gehäuft auf. Das heißt aber nicht, dass man zwingend weitere Betroffene in der Familie finden muss. Manchmal wurde gerade in älteren Generationen nicht über Kopfschmerzen gesprochen, oder die Kopfschmerzen waren so selten oder so leicht, dass sie einfach keine große Rolle gespielt haben und dass deswegen auch nicht darüber geredet wurde.

Können schon Kinder unter Migräne leiden?

Auch Kinder können unter Migräne leiden. Man geht davon aus, dass etwa fünf bis sechs Prozent aller Kinder betroffen sind. Allerdings fällt das Krankheitsbild bei Kindern häufig nicht auf, da sie teilweise andere Migränesymptome zeigen als Erwachsene. So schlafen sie z. B. plötzlich tief und fest ein und können dann kaum wieder aufgeweckt werden oder klagen anstelle von Kopfschmerzen über starke Bauchschmerzen. Außerdem können die eigentlichen Migräneattacken deutlich kürzer sein als bei Erwachsenen. So gibt es Kinder, die nur eine Stunde unter starken Kopfschmerzen leiden.

Häufig ist die vegetative Begleitsymptomatik, vor allem Übelkeit und Erbrechen, viel stärker ausgeprägt. Viele Kinder müssen sich mehrfach übergeben, schlafen dann eine kurze Zeit und fühlen sich danach vollkommen gut. Im Kindesalter sind Jungen und Mädchen gleichermaßen betroffen. In Richtung Pubertät überwiegen dann die betroffenen Mädchen. Einige Jungen verlieren ihre Migräne vollständig, bei Mädchen ist das seltener der Fall. Wichtig ist, die Migräne bereits im Kindesalter zu erkennen und richtig zu behandeln. Nicht selten habe ich erlebt, dass Kindern mit einer durchaus schweren Migräne irrtümlich Schulverweigerung vorgeworfen und nicht erkannt wurde, dass sie in Wahrheit unter Migräne leiden.

Was ist eine episodische Migräne?

Viele Patienten denken, dass sie unter einer chronischen Migräne leiden, weil sie schon jahrelang Migräne haben. Man spricht ja auch bei anderen Erkrankungen davon, dass sie chronisch sind, wenn sie einen schon mehrere Jahre quälen. Bei Migräne wird »chronisch« etwas anders definiert. Von einer episodischen Migräne spricht man dann, wenn der Kopfschmerz an weniger als 15 Tagen im Monat auftritt. D.h., auch wenn Sie vielleicht schon seit 30 Jahren unter Migräne leiden, kann es sich trotzdem um eine episodische Migräne handeln. Warum ist es überhaupt wichtig, hier zu differenzieren? Zum einen unterscheidet sich die medikamentöse Therapie etwas; bestimmte prophylaktische Medikamente sind nur für chronische Migräne zugelassen. Zum anderen haben chronische Migränepatienten häufiger weitere Erkrankungen, z.B. eine Depression oder eine Angststörung. Chronische Migränepatienten müssen daher häufig noch etwas intensiver betreut werden als Menschen, die unter einer episodischen Migräne leiden.

Exkurs: Migräne im Kindesalter

Migräne ist im Kindesalter nicht selten. Darüber hinaus gibt es bei Kindern weitere Symptome, die ein Hinweis darauf sein können, dass sich im späteren Alter eine Migräne entwickelt. So gibt es erste Daten, dass die Dreimonatskoliken bei Babys ein Vorläufersymptom der Migräne sein können. Zudem gibt es eine Erkrankung, die sich zyklisches Erbrechen nennt, bei der Kinder tagelang massiv erbrechen müssen, aber keinerlei Kopfschmerzen haben. Auch schwere Bauchschmerzen im Rahmen der sog. abdominellen Migräne können im Kindesalter auftreten. Gerade wenn man selbst unter einer Migräne leidet, macht es Sinn, bei seinen Kindern genauer auf diese Symptome zu achten, da eine relativ große Wahrscheinlichkeit besteht, dass man die Migräne vererbt hat. Vielen Kindern kann man unnötige Diagnostik und falsche Therapien ersparen, wenn relativ schnell die Diagnose Migräne gestellt wird. Grundsätzlich können einige dieser Symptome auch erst im Erwachsenenalter auftreten, dies ist aber sehr selten.

30 Was ist eine chronische Migräne?

Unter einer chronischen Migräne versteht man eine Migräne mit Kopfschmerzen, die an mehr als 15 Tagen pro Monat bestehen. Diese Kopfschmerzen müssen nicht an allen Tagen gleich schlimm sein. Es ist vielmehr normal, dass der Kopfschmerz an einigen Tagen richtig schlimm ist und an anderen Tagen nur in leichterer Form auftritt. Viele Patienten berichten beispielsweise von einem permanent andauernden »Hintergrund-Schmerz«, der nie weggeht, und von darauf gesetzten, stärkeren Attacken an nur einigen Tagen im Monat. Früher hätte man so etwas eine Kombination aus Migräne und Spannungskopfschmerz genannt. Heute weiß man jedoch, dass diese Kopfschmerzen alle der Migräne zuzurechnen sind. Der leichtere Schmerz ist in diesem Fall eine leichtere Migräne. Es ist wichtig, die chronische Migräne auch als solche zu diagnostizieren, weil sich dadurch etwas an der Therapie ändert und chronische Migränepatienten durch die Erkrankung häufig schwerer betroffen sind als episodische Migränepatienten. Sie haben ein höheres Risiko, auf der Arbeitsstelle stark beeinträchtigt zu sein und natürlich auch im privaten Leben massiv unter den Folgen der Migräne zu leiden.

31 Wofür benötige ich einen Kopfschmerzkalender?

Ein Kopfschmerzkalender hilft dabei, Überblick über die eigenen Kopfschmerzen zu gewinnen. Ansonsten ist es schwierig zu wissen, an wie vielen Tagen im Monat man überhaupt Kopfschmerzen hat und wann man z. B. seine Schmerzmittel eingenommen hat. Dies ist aber durchaus wichtig, um die Therapie gut dokumentieren zu können und um feststellen zu können, ob eine Therapie überhaupt hilft. Zudem unterstützt einen ein Kopfschmerzkalender dabei, bestimmte Trigger wie z. B. die Menstruation leichter zu identifizieren. Außerdem kann man mit einem solchen Kalender längerfristige Therapieeffekte besser abschätzen, da sich diese vor allem über mehrere Monate einstellen. Oftmals erinnert man sich gar nicht so gut, wie die Migräne vor drei oder sechs Monaten genau aussah. Meistens weiß man nur, wie es in den letzten Tagen war, und das ist dann ausschlaggebend, wie schlimm (oder weniger schlimm) eine Migräne wahrgenommen wird.

Diagnosekriterien der internationalen Kopfschmerzgesellschaft (ICHD-3): Chronische Migräne

A. Kopfschmerz (migräneartig oder spannungstypartig) an ≥ 15 Tagen im Monat über mehr als drei Monate, welcher Kriterium B und C erfüllt

B. Auftreten bei einem Patienten, der mindestens fünf Attacken gehabt hat, welche die Kriterien B bis D für eine 1.1 Migräne ohne Aura und/oder die Kriterien B und C für eine 1.2 Migräne mit Aura erfüllt

C. An acht oder mehr als acht Tagen im Monat über mehr als drei Monate, wobei einer der folgenden Punkte erfüllt ist:

1. Kriterium C und D für eine 1.1 Migräne ohne Aura
2. Kriterium B und C für eine 1.2 Migräne mit Aura
3. Der Patient geht bei Kopfschmerzbeginn von einer Migräne aus, und der Kopfschmerz lässt sich durch ein Triptan- oder Ergotaminderivat lindern

D. Nicht besser erklärt durch eine andere ICHD-3-Diagnose

32. Muss ich immer einen Kopfschmerzkalender führen?

Nein. Wenn Sie nur selten unter Migräne leiden, z. B. einmal oder zweimal pro Monat, und Ihre Lebensqualität durch die Migräne überhaupt nicht beeinträchtigt ist, muss natürlich kein Kopfschmerzkalender geführt werden. Wenn die Frequenz aber zunehmend ist, ist es durchaus ratsam, mit einer Aufzeichnung zu beginnen.

33 Ist es besser, meine Kopfschmerztage in einer App aufzuzeichnen, oder reicht ein Papierkalender aus?

Es ist vollkommen egal, wie Sie die Kopfschmerztage aufzeichnen. Hauptsache, Sie dokumentieren auf irgendeine Weise. Machen Sie es so, wie es für Sie am besten passt.

34 Was sind sog. vegetative Begleitsymptome der Migräne?

Das sind Symptome, die bei einer Migräne neben den eigentlichen Kopfschmerzen vorhanden sind. Es handelt sich hierbei um Lichtempfindlichkeit, Lärmempfindlichkeit, Übelkeit und Erbrechen. Diese Symptome sind aber nicht bei allen Patienten gleichermaßen vorhanden. So erbrechen sich z. B. nur die wenigsten Patienten. Auch Licht- und Lärmempfindlichkeit sind häufig nicht gleich stark ausgeprägt. Es gibt Patienten, die sich während ihrer Attacken nur noch in einem dunklen, stillen Raum aufhalten können, andere wiederum stört nur sehr laute Musik oder wenn sie direkt in Sonnenlicht blicken müssen. Auch von Attacke zu Attacke kann sich diese vegetative Begleitsymptomatik unterscheiden. Viele Patienten berichten, dass sie auch außerhalb der eigentlichen Schmerzattacken vegetative Symptome haben. So verspüren viele Betroffene weiterhin eine starke Lichtempfindlichkeit oder teilweise auch Übelkeit außerhalb der Migräneattacken. Diese vegetativen Symptome entstehen im Gehirn. Neben der Überaktivierung in Schmerzzentren kommt es nämlich auch zur Aktivierung in anderen Zentren des Gehirns, die für die Entstehung der vegetativen Begleitsymptome

Exkurs: Welche Probleme auf der Arbeits-
stelle sind typisch für Migränepatienten?

Patienten mit Migräne sind auf der Arbeitsstelle oft mit Problemen konfrontiert. Da es immer wieder zu Arbeitstagen kommt, an denen sie Migräne haben und eine Arbeitsfähigkeit nur eingeschränkt gegeben ist, stehen viele vor dem Problem: arbeiten mit nur eingeschränkter Arbeitskraft (sog. Präsentismus) oder nicht zur Arbeit gehen. Beides führt zu Konflikten, mit dem Chef, mit den Kollegen oder mit einem selbst, in Bezug auf den Anspruch an die eigene Arbeit und Leistungsfähigkeit. Gerade weil Migräne nicht planbar ist, macht es dies für die Betroffenen häufig sehr schwer, und nicht selten unterstellt einem das Arbeitsumfeld, man würde sich regelmäßig einen Tag freinehmen, ohne »richtig« krank zu sein, und das seien schließlich »nur« Kopfschmerzen. Als weiteres Problem kommt hinzu, dass man Migräne auch während der stärksten Migräneattacke häufig nicht sieht und Betroffene aussehen können wie das blühende Leben und sich trotzdem krankmelden müssen. Es gibt sicher kein Patentrezept für diese Situationen. Oftmals kann jedoch ein offenes Gespräch mit den Arbeitskollegen und dem Chef hilfreich sein, um eine bessere Akzeptanz für die Erkrankung und die damit einhergehenden Schwierigkeiten zu erreichen.

verantwortlich sind. Eine gute Therapie sollte neben den Schmerzen auch die vegetativen Symptome behandeln, da viele Patienten hierunter mindestens genauso leiden wie unter den eigentlichen Kopfschmerzen.

35 Wenn ich mich nicht erbrechen muss, ist es dann überhaupt eine Migräne?

Diese Frage habe ich schon von vielen Patienten gehört, und auch ärztliche Kollegen sind teilweise verunsichert, wenn Patienten sich noch nie während einer Migräneattacke übergeben haben. In der Realität jedoch ist es so, dass die allermeisten Patienten sich noch nie während einer Migräneattacke übergeben haben. Erbrechen ist also überhaupt kein Diagnosekriterium für die Migräne und sogar eher selten. Wichtig ist aber zu wissen, dass auch bei den Patienten, die sich nicht übergeben müssen, der Magen-Darm-Trakt während einer Migräneattacke nicht richtig funktioniert. Was heißt das? Während der Migräneattacke kommt es zu einer sog. Gastroparese, d. h. im Prinzip, dass der Magen stillsteht und keine Resorption von Stoffen stattfindet. Das wäre an sich nicht so schlimm, weil die meisten Patienten während solcher Attacken sowieso keinen Hunger haben und auf Essen verzichten. Aber es spielt eine große Rolle, wenn es um die Einnahme von Schmerzmitteln geht. Stellen Sie sich vor, Sie nehmen ein sehr wirksames Analgetikum ein, z. B. Ibuprofen oder Paracetamol, und dann liegt es im Magen und wird gar nicht in das Blut aufgenommen. Die Folge ist, dass die Medikamente gar nicht wirksam sein können. Patienten denken dann oft, dass die Medikamente nicht passend sind, aber eigentlich liegt es daran, dass die Medikamente nicht resorbiert werden und deswegen gar nicht wirken können. In so einem Fall sollte man Medikamente ausprobieren, die nicht über den Magen-Darm-Trakt aufgenommen werden müssen,

z. B. Nasensprays. Außerdem ist es sinnvoll, zu den eigentlichen Schmerzmitteln Medikamente dazuzugeben, die die Funktion des Magen-Darm-Trakts wieder ankurbeln, z. B. Metoclopramid oder Domperidon.

36 Kann es sein, dass während einer Migräneattacke ein Auge tränt oder die Nase läuft?

Wenn während einer Migräneattacke ein Auge tränt oder die Nase läuft, vorzugsweise auf der Seite des Kopfschmerzes, dann nennt man das trigeminoautonome Begleitsymptomatik. Daneben kann auch das Auge gerötet, die Gesichtshälfte geschwollen oder die Nase verstopft sein. Typischerweise denkt man bei solchen Symptomen eher an einen Clusterkopfschmerz, bei dem eine solche Symptomatik sehr häufig vorhanden ist. Treten diese Symptome bei einer Migräne auf, wird deswegen häufig eine falsche Diagnose gestellt. Schaut man jedoch in die Literatur und spricht mit Patienten, so findet man heraus, dass diese Symptome bei der Migräne gar nicht selten sind. Ein tränendes Auge bedeutet also nicht, dass es sich um einen Clusterkopfschmerz handeln muss. Wenn alle Symptome der Migräne, also vor allem die Attackenlänge über viele Stunden, zutreffen, dann ist diese trigeminoautonome Symptomatik einfach ein zusätzliches Symptom der Migräne.

37 Was ist eine Migräneaura?

Unter einer Aura versteht man verschiedene neurologische Symptome, die zumeist vor einer Kopfschmerzattacke auftreten. Dabei kann es sich z. B. um ein Flimmern handeln, welches sich langsam im Gesichtsfeld entwickelt. Viele Patienten vergleichen das mit einem Kaleidoskop. Diese Phänomene können bunt oder schwarz-weiß sein. Es kann zu Gesichtsfelddefekten kommen, zu einer Art

Tunnelblick, sodass man plötzlich gar nicht mehr richtig zur Seite schauen kann. Typisch ist auch ein Kribbeln, welches häufig in den Fingerspitzen startet und sich dann über den Arm ausbreitet. Oft findet man dieses Kribbeln an der Lippe oder Zunge oder im Gesicht. Einige Patienten entwickeln sogar Lähmungen oder richtige Sprachstörungen. Jedes einzelne Aurasymptom dauert nicht länger als 60 Minuten an, mindestens aber 5 Minuten. Wenn sich ein neues Aurasymptom einstellt, dauert dieses ebenfalls wieder 5 bis 60 Minuten an. Die Aura kommt dadurch zustande, dass eine Erregungswelle über das Gehirn läuft. Diese startet häufig im okzipitalen Kortex, in der hinteren Hirnrinde, wo sich das Sehzentrum des Gehirns befindet. Deswegen ist die häufigste Aura eine visuelle Aura, also eine Aura, die das Sehen betrifft. Nur etwa 15 Prozent der Migränepatienten haben eine Aura – der Großteil der Betroffenen hat keine. Auch haben die meisten Menschen, die eine Aura haben, diese nicht bei jeder Kopfschmerzattacke. Sie haben durchaus zahlreiche Kopfschmerzattacken, denen keine Aura vorausgeht.

38 Während meiner Migräne sehe ich praktisch immer unscharf. Ist das auch eine Aura?

Nein. Viele Migränepatienten berichten, dass sie während der Migräneattacke oder davor oder danach das Gefühl haben, nicht richtig fokussieren zu können. Das Bild erscheine ihnen ein bisschen unscharf. Gehen sie dann zum Augenarzt oder Optiker zur Kontrolle der Sehschärfe, so wird bei jedem Besuch eine andere Sehstärke gemessen werden, weil diese so stark fluktuiert. Dieses Phänomen hat nichts mit einer Migräneaura zu tun, sondern ist ein weiteres mit der Migräne assoziiertes Symptom und für die Migräne sehr typisch.

39 Kann eine Migräneaura auch ohne Kopfschmerzen auftreten?

Auf jeden Fall. Gar nicht so selten treten nach einer Aura nur leichte oder auch gar keine Kopfschmerzen auf. Es gibt Lebenssituationen, in denen das sogar typisch ist. So berichten z. B. Schwangere häufiger über sog. isolierte Auren, Auren ohne Kopfschmerz. Und nach der Menopause erzählen viele betroffene Frauen, dass die Aura allein auftritt und gar keine Kopfschmerzen mehr vorhanden sind. Gerade wenn eine Aura zum ersten Mal auftritt, macht das Patienten häufig Angst. Als Behandler muss man dann eine ganz genaue Anamnese erheben, um herauszufinden, ob die Patienten vielleicht früher schon einmal unter einer Kopfschmerzmigräne gelitten haben. Dann fällt einem die Diagnose einer isolierten Aura häufig leichter. Ansonsten muss man natürlich auch nach anderen Ursachen suchen.

40 Wie unterscheide ich eine Migräneaura von einem Schlaganfall? Da können doch ähnliche Symptome auftreten.

Grundsätzlich stimmt das natürlich. Die Migräneaura kann ganz ähnliche Symptome hervorrufen wie ein Schlaganfall. Viele Patienten beunruhigt das sehr. Dennoch gibt es ein paar wichtige Unterscheidungspunkte, die helfen, diese beiden Erkrankungen auseinanderzuhalten. Dies ist ja durchaus wichtig, da der Schlaganfall ein sehr schwerwiegendes Krankheitsbild ist, die Migräneaura dagegen schnell von allein wieder weggeht und man keinen Arzt aufsuchen muss. Der Schlaganfall tritt, wie der Name schon sagt, schlagartig auf. Von einer Sekunde auf die andere kann man plötzlich nicht mehr sehen, kann eine Körperhälfte nicht mehr gut bewegen oder kann nicht mehr sprechen. Bei der Migräne tritt die Symptomatik langsam auf, d. h., zunächst fängt ein Flimmern im

Gesichtsfeld an. Dann breitet sich das Ganze über das gesamte Gesichtsfeld aus. Gleiches gilt z. B. für eine Lähmung oder für eine Störung des Fühlens, eine Sensibilitätsstörung. Bei der Migräne ist nie die gesamte Symptomatik von einer Sekunde auf die andere vollständig da. Immer beginnt das Phänomen irgendwo und breitet sich langsam über andere Körperteile aus. Das ist der wichtigste Unterschied zu einer Schlaganfallsymptomatik. Zudem ist bei einer Migräne die Aura in den allermeisten Fällen nach spätestens einer Stunde vorbei. Beim Schlaganfall bleibt die Symptomatik oft bestehen und bildet sich nicht von allein zurück. Außerdem kommt es nach Auftreten der Migräneaura oft zu Kopfschmerzen, was beim Schlaganfall auch nicht der Fall ist. Die Migräneaura wiederholt sich häufig, sodass Patienten berichten, schon mehrfach unter der gleichen Symptomatik gelitten zu haben. Natürlich kann ein Schlaganfall auch mehrfach auftreten, meistens aber nicht so häufig und immer auf die gleiche Art und Weise wie eine Migräneaura, ohne bleibende Symptome zu hinterlassen.

Kann es sein, dass eine Migräneaura nach 60 Minuten nicht aufhört?

Ja. In so einem Fall spricht man von einer sog. persistierenden Migräneaura. Diese kann sogar über Monate vorhanden sein – allerdings ist das äußerst ungewöhnlich, und man sollte genau überprüfen lassen, ob es nicht doch eine andere Ursache für die Symptome gibt. Eine persistierende Migräneaura sieht immer etwas anders aus als eine normale Migräneaura. Bei einer persistierenden Aura handelt es sich ausschließlich um »Negativ-Symptome«, d. h., normale Funktionen gehen verloren, es kommen aber keine neuen hinzu. Was heißt das? Beispielsweise bleibt ein Tunnelblick bestehen, es kommt aber nicht zum dauerhaften Sehen eines Flimmerns. Ein anderes Symptom wäre ein dauerhaftes Taubheitsgefühl einer Körperhälfte. Grundsätzlich sind diese Symptome nicht gut zu behandeln, letztlich kann man nur abwarten, dass die Symptome von allein aufhören. Die genauen Gründe, warum so etwas passiert, sind noch nicht bekannt.

Ich habe gehört, dass eine Migräne einen Schlaganfall auslösen kann. Stimmt das?

Grundsätzlich ist das richtig, aber nur sehr selten der Fall. Aus einer schweren Migräneattacke kann sich ein Schlaganfall entwickeln, wobei unklar ist, ob nicht eigentlich der Schlaganfall die Ursache für die schwere Migräneattacke war. Letztendlich sollte man bei Migräneattacken, die nicht aufhören und ungewöhnliche Zusatzsymptome bieten, wie z. B. eine halbseitige Lähmung, unbedingt ein Bild vom Gehirn machen, um einen Schlaganfall als Ursache für diese Symptomatik auszuschließen.

Was ist die sog. Vorläuferphase bei Migräne?

Die Migräne ist mehr als ein einfacher Kopfschmerz, der irgendwann beginnt und irgendwann wieder aufhört. Häufig kündigt sich die Migräne schon Tage vor den Kopfschmerzen mit verschiedenen Symptomen an. Diese Phase nennen wir Vorläuferphase oder Prodromalphase der Migräne. In dieser Phase haben die Betroffenen z. B. vermehrt Hunger auf Schokolade oder andere Süßigkeiten. Einige müssen häufiger auf Toilette oder andauernd gähnen. Bei gar nicht so wenigen Patienten kippt in dieser Phase die Stimmung. Einige Betroffene erzählen mir, dass sie sich in den Tagen vor der Migräne regelrecht depressiv fühlen. Oftmals fällt diese Symptomatik dem Partner oder der Partnerin auf, weil der oder die Betroffene gereizter oder trauriger ist. Viele Betroffene merken erst dann, wenn der Kopfschmerz einsetzt, dass es Vorläufersymptome waren, die auf eine sich anbahnende Migräne hindeuteten. Wenn man lernt, diese Symptome gut zu erkennen, fällt einem häufig auch die Therapie leichter, weil man dann vielleicht frühzeitiger Medikamente einsetzen kann oder sich früher schonen oder mit Entspannungsverfahren auf die Migräne Einfluss nehmen kann.

Was ist die sog. Nachläuferphase bei Migräne?

So wie die Migräne nicht plötzlich beginnt, hört sie auch nicht abrupt auf. Wenn der Schmerz weg ist, beginnt die sog. Nachläuferphase bzw. Postdromalphase der Migräne. In dieser Phase fühlen sich einige Patienten noch erschöpft, andere sind euphorisch und versuchen, die ausgefallene Zeit so schnell wie möglich nachzuholen. Die Schwäche nach einer Attacke kann aber durchaus noch einige Tage anhalten. Wichtig ist es, die Symptome der Vorläufer- und Nachläuferphase in die Migränetage mit einzurechnen, weil es dann durchaus sein kann, dass man vielleicht »nur« drei bis vier Migräneattacken pro Monat hat, aber man durch die Vor- und Nachläuferphasen dann doch 10 bis 15 Tage im Monat durch die Migräne beeinträchtigt ist. Das spielt für die Lebensqualität und natürlich auch für den Beginn einer vorbeugenden Medikation eine ganz wichtige Rolle.

Kann es sein, dass meine Migräne jeden Tag auftritt?

Diese Frage wird in der Migränesprechstunde häufig gestellt. Patienten stellen sich vor und berichten, dass sie unter täglichen Kopfschmerzen leiden. »Das kann doch nicht jeden Tag Migräne sein«, sagen sie dann. »Doch«, muss ich leider antworten. Migräne kann jeden Tag auftreten, das ist gar nicht so selten. Sie muss nicht an jedem Tag dieselbe Schmerzintensität haben, aber irgendwie vergisst das Gehirn, wie es ist, schmerzfrei zu sein, und Patienten kommen dann gar nicht mehr in einen schmerzfreien Zustand, weil im Prinzip schon wieder die nächste große Migräneattacke beginnt. So etwas nennt man chronische Migräne.

46 Gibt es eine Wochenendmigräne?

Gar nicht so selten berichten Patienten, dass ihre Migräne immer am Wochenende oder im Urlaub auftritt. Sie nennen das dann Stresskopfschmerz oder Spannungskopfschmerz, und grundsätzlich ist das gar nicht falsch. Die Migräne tritt ganz häufig bei Stressabfall auf, wenn man plötzlich den normalen Rhythmus verlässt. Wenn man z. B. unter der Woche immer nur vier, fünf Stunden in der Nacht schläft, am Samstag aber ausschlafen kann und erst um zwölf Uhr mittags aufsteht, kann das eine Migräne triggern. Häufig hilft es schon, wenn man am Wochenende etwas früher aufsteht und ggf. später einen Mittagsschlaf macht. Es gibt durchaus Patienten, die so kopfschmerzfreie Wochenenden erreichen konnten. Aber grundsätzlich muss man am Stresslevel unter der Woche arbeiten, denn dieses scheint zu hoch zu sein.

47 Existiert so etwas wie Urlaubsmigräne?

Die Migräne reagiert sehr empfindlich auf Änderungen des Lebensrhythmus, nicht nur am Wochenende, sondern auch im Urlaub. Viele Betroffene liegen die erste Urlaubswoche erst einmal platt im Bett, weil sie so stark Migräne bekommen. Das kommt dadurch zustande, dass man im Urlaub oft von heute auf morgen den angestammten Rhythmus ändert. Man steht später auf, man isst später, bewegt sich anders. Entgegenwirken lässt sich dieser Urlaubsmigräne, indem man versucht, die Rhythmusänderung langsam einzuleiten. Z. B. kann man darauf verzichten, gleich am Anfang lange auszuschlafen, und eher noch einmal früher aufzustehen. Natürlich ist das im Urlaub blöd, aber noch blöder ist sicherlich, wenn man die ganze erste Woche wegen Migräne im Bett verbringen muss.

48 Ich habe immer drückende Kopfschmerzen. Wie nennt man so einen Kopfschmerz?

Leider kann man anhand der Art, wie der Kopfschmerz sich anfühlt, keine Kopfschmerzdiagnose stellen. Das ist auch viel zu subjektiv. Was die einen als drückend empfinden, kann für die anderen pochend sein. Und jeder, der selbst Kopfschmerzen hat, weiß, wie schwierig es ist, genau zu sagen, wie ein Kopfschmerz sich anfühlt. Oftmals tut es einfach nur weh. Für die Diagnosestellung sind daher andere Faktoren wichtig. Wie lange dauert der Kopfschmerz und wie stark ist man durch diesen beeinträchtigt? Das sind die wesentlichen Fragen, um letztlich eine Kopfschmerzdiagnose stellen zu können. Ob es drückt oder pocht, ist dann letztlich egal.

49 Was ist eine sog. hemiplegische Migräne?

Die hemiplegische Migräne ist eine Sonderform der Migräne mit Aura. Hemiplegisch heißt halbseitige Lähmung. Das bedeutet, dass es im Rahmen der Migräneattacke zu einer Lähmung von Armen und Beinen kommt. Diese Phase der Lähmung geht wie eine normale Migräneaura den Kopfschmerzen voraus: Patienten stellen sich in der Notaufnahme vor und sind halbseitig gelähmt, haben aber noch gar keine Kopfschmerzen. Sie können sich vorstellen, dass das für die Diagnose, gerade für die Abgrenzung zu einem Schlaganfall, ganz schön schwierig ist. Die Betroffenen sind aber meist noch sehr jung, oftmals im Kindesalter, wenn die Symptomatik zum ersten Mal auftritt. Die Lähmung bildet sich dann vollständig wieder zurück, und ein Kopfschmerz tritt auf. Oft findet man bei diesen Betroffenen bestimmte genetische Veränderungen, die man auch testen kann. Bislang wurden Veränderungen in drei Genen gefunden. Diese Gene kodieren für bestimmte Ionenkanäle im Gehirn, die für die Erregbarkeit von Nervenzellen verantwortlich sind. Diese Erkrankung ist sehr selten. Häufig findet man eine familiäre Häufung, hier würde man von einer familiär hemiplegischen Migräne sprechen. Anderenfalls handelt es sich um eine sporadische hemiplegische Migräne. Normalerweise treten solche »großen« Anfälle nur selten auf. Gerade beim ersten Mal handelt es sich um eine überaus angstmachende Symptomatik. Wenn man dann aber weiß, was wirklich mit einem los ist, muss man letztlich abwarten, bis die Symptome wieder vorbei sind. Zudem kann man mit einer prophylaktischen Medikation versuchen, weiteren Attacken vorzubeugen.

Ionenkanäle, die an der Entstehung der hemiplegischen Migräne beteiligt sind:

- CACNA1A: Kalziumkanal
- ATP1A2: Na+K+ Transporter
- SCNA1: Natriumkanal

50 Haben Migränepatienten ein erhöhtes Risiko für Schlaganfälle oder Herzinfarkte?

Immer wieder liest man in den Medien, dass Migränepatienten ein erhöhtes kardiovaskuläres Risiko haben, also ein erhöhtes Risiko, Schlaganfälle oder Herzinfarkte zu erleiden. Das ist grundsätzlich auch der Fall. Allerdings spielt der Risikofaktor Migräne lediglich bei Patienten mit Migräne mit Aura eine Rolle, und auch hier nur eine klitzekleine. Andere Risikofaktoren wie z. B. ein erhöhter Blutdruck, Übergewicht, Diabetes mellitus und erhöhte Cholesterinspiegel sowie Rauchen sind in diesem Zusammenhang viel wichtiger, zumal man diese Risikofaktoren beeinflussen kann. Wenn

Sie also ein gesundes Leben führen, zu dem ich Ihnen sowieso rate, wird die Migräne kein relevanter Risikofaktor für andere kardiovaskuläre Erkrankungen in Ihrem Leben sein.

Was ist ein Status migränosus?

Wenn eine Migräne länger als drei Tage andauert, spricht man von einem sog. Status migränosus. Dieser lässt sich häufig nicht durch normale Schmerzmittel durchbrechen, und Patienten müssen ihren Arzt oder schlimmstenfalls sogar die Notaufnahme aufsuchen. Warum ein solcher Status migränosus auftritt, ist oftmals unklar, aber es gibt Patienten, die in regelmäßigen Abständen in eine solche Schmerzphase hineinrutschen. Teilweise scheint Stress eine Rolle zu spielen, auch hormonelle Faktoren können hier Einfluss nehmen. Wichtig ist es, in einer solchen Situation immer zu klären, dass es sich wirklich um eine Migräne handelt und der Kopfschmerz keine andere Ursache hat. Zudem sollte man, wenn ein solcher Schmerzstatus häufiger auftritt, über eine prophylaktische Therapie nachdenken, damit diese Zustände nicht mehr vorkommen.

Ich leide unter einem Reizdarmsyndrom. Hat das etwas mit meiner Migräne zu tun?

Der Darm und das Gehirn sind eng verbundene Systeme. Neuere Studien zeigen immer mehr, dass hier eine enge Verbindung besteht. Dies zeigt sich auch darin, dass sich nicht nur im Gehirn sehr viel vom Migränebotenstoff CGRP findet, sondern auch im Darm. Viele Patienten mit Migräne leiden zusätzlich unter einem Reizdarmsyndrom. Insbesondere Obstipation, d. h. Verstopfung, kommt sehr häufig vor. In einigen Fällen bessert sich die Symptomatik, wenn die Migräne gut kontrolliert ist.

Ich habe ein Polyzystisches Ovar-Syndrom (PCO-Syndrom). Hat das Einfluss auf meine Migräne?

Das PCO-Syndrom ist eine der häufigsten Stoffwechselstörungen bei Frauen. Hierbei kommt es zu vielen Zysten in den Eierstöcken und einer komplexen Störung des Hormongleichgewichts. So lassen sich z. B. oft erhöhte Androgenspiegel messen. Bei Frauen führt dies häufig zu Zyklusstörungen und Unfruchtbarkeit. Diese Hormonstörungen haben oft einen negativen Einfluss auf die Migräne. Nicht selten ist es daher der Fall, dass Patientinnen mit einem ausgeprägten PCO-Syndrom auch unter starker Migräne leiden.

Ich leide unter Morbus Crohn. Hat das Einfluss auf meine Migräne?

Der Morbus Crohn und auch die Colitis ulcerosa sind chronische Entzündungen des Darms, bei denen es schubweise zu Bauchschmerzen, aber auch Abszessen bis hin zu einem Darmverschluss kommen kann. Sehr häufig leiden Patienten mit chronisch-entzündlichen Darmerkrankungen außerdem unter einer ausgeprägten Migräne. Es ist anzunehmen, dass die Erkrankungen sich gegenseitig negativ beeinflussen. Hieran könnte möglicherweise das CGRP schuld sein, welches in die Pathogenese beider Erkrankungen involviert ist.

Bin ich als Migränepatient ein Risikopatient für eine Virusinfektion wie z. B. die COVID-19-Erkrankung?

Nein. Die Migräne selbst erhöht nicht das Risiko für eine durch Viren hervorgerufene Erkrankung, auch nicht für COVID-19. Als Migränepatient ist man in keinster Weise immunsupprimiert.

56 Kann ich mich als Migränepatient problemlos impfen lassen?

Ja. Eine Migräne stellt kein Risiko bei Impfungen jedweder Art dar. Sie können sich also ohne Bedenken impfen lassen, wenn dies nötig sein sollte.

57 Was ist ein Spannungskopfschmerz?

Der Spannungskopfschmerz ist ein Schmerz im Kopf, der mehrere Stunden, aber auch Tage anhalten kann. Er wird nie so stark, dass er den Alltag relevant beeinträchtigt. Wegen Spannungskopfschmerzen wird man ein Treffen mit einer Freundin kaum absagen oder auf der Arbeit nicht weiterarbeiten können. Tritt er auf, hilft es bereits, wenn man etwas trinkt oder Sport macht. Starke Übelkeit, Erbrechen oder eine relevante Licht- oder Lärmempfindlichkeit begleiten diesen Kopfschmerzen nicht. Wenn man das Gefühl hat, dass man auf jeden Fall eine Schmerztablette gegen den Schmerz einnehmen muss, handelt es sich wahrscheinlich nicht um einen Spannungskopfschmerz, sondern eher um eine Migräne.

58 Wie behandelt man einen Spannungskopfschmerz?

Eine Einnahme von Schmerzmitteln gegen den Spannungskopf-schmerz ist normalerweise nicht notwendig. Der Schmerz wird nicht so stark, dass man unbedingt eine Tablette einnehmen muss. Nur wenn er täglich oder sehr häufig vorhanden ist, könnte eine medikamentöse Prophylaxe, also eine den Schmerzen vorbeugende Therapie, angedacht werden. In dieser chronischen Form tritt der Spannungskopfschmerz aber nur sehr selten auf. In den allermeis-ten Fällen reicht ein Spaziergang um den Block, um den Kopf wie-der frei zu bekommen.

Was ist ein Visual Snow Syndrom?

Das Visual Snow Syndrom ist ein mit der Migräne eng verwandtes Erkrankungsbild. Hierbei kommt es von heute auf morgen zu Sehstörungen. Betroffene beschreiben, dass sie das Gefühl haben, wie durch ein Schneegestöber zu blicken. Als Vergleich nennen sie häufig das Bild des Sperrbildschirms im Fernseher von früher, wenn das Programm vorbei war. Zusätzlich berichten sie, dass sie häufiger ein Nachziehen des Bilds bemerken, also z. B. beim Kopfdrehen eine Art Schweif hinter Gegenständen sehen. Auch berichten sie über vermehrte Lichtempfindlichkeit und Lichtblitze, die im Gesichtsfeld auftauchen. Im Gegensatz zu einer Aura ist dieses Phänomen immer vorhanden, nicht nur für wenige Minuten. Manchmal beginnt das Visual Snow Syndrom nach einer Migräneattacke, wobei wir noch nicht wissen, warum dies der Fall ist. Betroffene leiden generell häufiger unter einer Migräne, oftmals auch mit visueller Aura. In der weiteren Diagnostik, z. B. der zerebralen Bildgebung wie MRT und CT, findet man bei diesen Betroffenen kcinerlei Auffälligkeiten. Auch der Augenarzt kommt zu keinem pathologischen Befund. Den Betroffenen wird dann meist gesagt, dass alles in Ordnung sei und es sich bei den Beschwerden um eine psychische Erkrankung handeln müsse. Nicht selten findet eine monatelange Psychotherapie statt, die natürlich grundsätzlich nicht falsch ist, aber das eigentliche Problem nicht beheben kann. Wahrscheinlich kommt das Visual Snow Syndrom durch eine Überaktivität in bestimmten Bereichen des Sehzentrums, die für die Verarbeitung von Sehinformationen verantwortlich sind, zustande. Aus noch nicht bekannten Gründen fährt dieses System hoch und vergisst, was eine »normale« Wahrnehmung der Umwelt ist. Erste Therapiestudien zeigen, dass ein bestimmtes Mittel, welches eigentlich gegen Epilepsie eingesetzt wird, Lamotrigin, bei diesen Menschen wirksam sein könnte. Hilft dieses nicht, können auch andere Migränemedikamente ausprobiert werden. Wahrscheinlich leiden in Deutschland viel mehr Menschen unter diesem Syndrom als gedacht. Spricht man darüber, erzählt gar nicht selten ein Kollege, dass er auch diese Symptome hat oder bereits seit der Kindheit kennt.

1. **Photophobie:** Lichtempfindlichkeit in hellem Licht wie Sonnenlicht
2. **Sparks:** Funken und Wirbel am blauen Himmel
3. **Blumenähnliches Muster**
4. **Schwebeteilchen (Floater):** ein sehr großes und viele kleine bei hellem Licht
5. **Geisterbilder:** Schatten beim Blick auf Dinge, insbesondere Text
6. **Beeinträchtigte Nachtsicht:** schwarz-weiß, statisch
7. **Visual Snow:** schneeähnliches Bild beim Sehen
8. **Nachbild:** Sehen von Dingen, die nicht mehr da sind, wenn man wegschaut, meist bei hellem Licht und in der Natur
9. **Palinopsie:** Sehtäuschung, bei der Objekte gesehen werden, die meist vor Sekunden oder wenigen Minuten, seltener auch vor längerer Zeit gesehen wurden, jetzt jedoch nicht mehr da sind

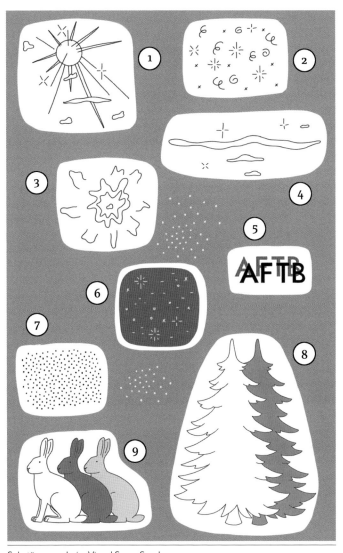

Sehstörungen beim Visual Snow Syndrom

KOPFSCHMERZ UND MIGRÄNE: AKUTTHERAPIE

4

60 Was ist eine Akuttherapie?

Unter einer Therapie versteht man die Medikamente, die bei Schmerzen eingenommen werden, um möglichst schnell und nebenwirkungsarm eine Schmerzlinderung herbeiführen. Zu einer Akuttherapie gehören neben Medikamenten auch nichtmedikamentöse Maßnahmen. So profitieren Betroffene davon, wenn sie sich bei einer Migräneattacke hinlegen und einen ruhigen und geräuscharmen Raum aufsuchen, sofern dies möglich ist. Auch ein kühler Waschlappen auf der Stirn kann helfen. Die Akuttherapie ändert allerdings nichts daran, wie häufig Migräneattacken im Monat auftreten.

61 Was sollte man grundsätzlich bei einer Akuttherapie beachten?

Es gibt ein paar allgemeine Regeln, die bei der Akuttherapie beachtet werden sollten. Zum einen ist es wichtig, Medikamente so frühzeitig wie möglich einzunehmen, da sie dann besser wirken. Das ist so ein bisschen wie beim Ziehen einer Notbremse im Zug: Wenn Sie die Notbremse frühzeitig ziehen, kommt der Zug auch schneller zum Stehen. Wenn Sie erst noch zwei Tage warten, dauert es sehr lange, bis die Medikation wirkt – oder sie wirkt gar nicht mehr. Das gilt prinzipiell, egal welches Medikament Sie einnehmen. Viele Patienten warten recht lange, weil sie denken, dass sie bei der jeweiligen Attacke vielleicht doch keine Medikamente brauchen. Letztlich müsste man dann aber zum Durchbrechen der Attacke sogar mehr Schmerzmittel einnehmen, als man eingenommen hätte, wenn man die Migräne frühzeitig behandelt hätte. Der zweite wichtige Punkt: Medikamente müssen in der richtigen Dosierung eingenommen werden. Es macht keinen Sinn, nur die Hälfte der Dosierung einzunehmen, denn diese ist einfach nicht gut wirksam. Wenn man sich dazu entscheidet, eine Migräneattacke zu behandeln und die Chance zu erhöhen, sie frühzeitig einzudämmen, sollte man auch die volle Dosierung nehmen. Es ist wichtig zu wissen, dass selbst das beste Schmerzmittel nur in etwa 80 Prozent der Schmerzattacken wirksam ist. Aus unterschiedlichsten Gründen kann ein Schmerzmittel an einem bestimmten Tag auch gar nicht wirken. Vielleicht hat man irgendetwas gegessen, was die Aufnahme des Medikaments hemmt. Hier gilt es, nicht panisch zu werden – bei der nächsten Attacke wird das gut wirksame Medikament wieder helfen.

62 Was sind einfache Analgetika?

Die meisten Medikamente, die bei Migräneattacken eingesetzt werden, sind einfache Analgetika. Dies ist so, weil man sie leicht und frei verkäuflich in der Apotheke erhalten kann und wir mit ihnen oft bereits seit der Kindheit vertraut sind. Als Beispiele sind Ibuprofen, Paracetamol, Acetylsalicylsäure, Metamizol oder Diclofenac zu nennen. Auch wenn diese einfach zu bekommen sind, muss man bei diesen Medikamenten, wie bei allen anderen Medikamenten, auf Nebenwirkungen und Langzeitschäden achten, gerade wenn sie häufig eingesetzt werden. Viele Betroffene setzen diese Medikamente relativ achtlos ein und wundern sich dann, wenn sie z. B. nach zahlreichen Ibuprofen-Tabletten Magenschmerzen bekommen.

63 Was sind nichtsteroidale Antirheumatika (NSARs)?

NSARs gehören zur Gruppe der einfachen Analgetika. Hierzu gehören z. B. Acetylsalicylsäure und Ibuprofen. Die meisten dieser Präparate sind frei verkäuflich in der Apotheke zu erhalten. Die häufigste Nebenwirkung nach der Einnahme ist eine Reizung mit Schädigung der Magenschleimhaut, die sich dann nicht selten durch vermehrte Magenschmerzen zeigt. Nimmt man allerdings zu viel von diesen Präparaten ein, kann es durchaus zu schwerwiegenden Nebenwirkungen kommen, bis hin zu Magenblutungen. Ibuprofen ist eines der Schmerzmittel, die bereits im Kindesalter eingesetzt werden können.

64 Was ist Paracetamol?

Paracetamol ist ein einfaches Analgetikum, welches bei Einnahme sowohl Schmerz reduziert als auch Fieber senkt. Normalerweise ist die Einnahme mit keinerlei Nebenwirkungen verbunden. Nimmt man jedoch zu viel Paracetamol ein, kann das zu einer schweren Leberschädigung führen. Daher wurde in Deutschland die Packungsgröße von Paracetamol bereits deutlich reduziert. Paracetamol kann schon im Kindesalter als Schmerzmittel eingesetzt werden.

65 Was ist Metamizol?

Metamizol, besser bekannt unter seinem Handelsnamen Novalgin, gehört ebenfalls zur Gruppe der einfachen Analgetika. Wie es genau wirkt, weiß man bislang nicht. Neben der Schmerzstillung bewirkt es eine Fiebersenkung. Zumeist wird es sehr gut vertragen. Allerdings können sehr selten schwere Nebenwirkungen auftreten. Dabei kommt es zu einer Störung der Bildung von weißen Blutkörperchen, die in der körpereigenen Abwehr eine wichtige Rolle spielen. Funktionieren diese nicht richtig, kann es zu schweren Infektionen kommen.

Exkurs: Einfache Analgetika, die bei Migräne eingesetzt werden können

Wirkstoff	Dosierung pro Gabe	Maximale Dosierung pro Tag
Acetylsalicylsäure	500–1000 mg	3000 mg
Ibuprofen	400–600 mg	1200 mg
Naproxen	500–1000 mg	1250 mg
Ketoprofen*	25–150 mg	150 mg
Diclofenac	50–100 mg	150 mg
Indometacin*	50–75 mg	200 mg
Paracetamol	50–1000 mg	60 mg/kg Körpergewicht
Metamizol	500–1000 mg	4000 mg

* apothekenpflichtig

Kann ich einfache Analgetika in der Schwangerschaft einnehmen?

Grundsätzlich sollten Sie die Einnahme von Schmerzmitteln in der Schwangerschaft mit Ihrem Arzt besprechen. In der gesamten Schwangerschaft ist die Einnahme von Paracetamol möglich. Im ersten und zweiten Trimenon kann auch Ibuprofen eingenommen werden.

Was sind Mischanalgetika?

Unter Mischanalgetika versteht man Präparate, die nicht nur ein Analgetikum, sondern zusätzlich auch Koffein enthalten. Als Beispiel wäre hier z. B. Thomapyrin zu nennen. Häufig wirken diese Präparate sehr gut, da auch das Koffein selbst schmerzlindernde Eigenschaften besitzt. Aus diesem Grund hilft es manchen Betroffenen auch sehr gut, bei Beginn einer Migräne einen starken Kaffee zu trinken. Wichtig ist jedoch zu beachten, dass Mischanalgetika etwas häufiger zur Entstehung eines Kopfschmerzes bei Medikamentenübergebrauch führen. (Mehr dazu lesen Sie bei Frage 88.) Daher muss man bei diesen Medikamenten noch mehr darauf achten, dass man sie nicht zu häufig nimmt. Sollten Sie also häufiger unter Kopfschmerzen leiden und Akutmedikation benötigen, dann greifen Sie lieber auf einfache Analgetika oder Triptane zurück.

Was sind Triptane?

Triptane sind spezielle Schmerzmittel, die spezifisch bei Migräne und Clusterkopfschmerz wirken. Das bedeutet, dass sie bei anderen Schmerzen, z. B. Rückenschmerzen, nicht wirksam sind. Sie wirken über einen bestimmten Serotoninrezeptor (5HT3, Subtyp B, D und F). Neben der Schmerzlinderung und einer gewissen

Entzündungshemmung führen Triptane auch zu einer Gefäß-
verengung. Das hat dazu geführt, dass diese Medikamente früher
nur sehr selten verschrieben wurden, da man annahm, dass Triptane deshalb zu vermehrten Schlaganfällen oder Herzinfarkten
führen könnten. Dies hat sich in der Praxis nicht bestätigt. Triptane
sind sehr sichere Medikamente, und wenn Patienten keine rele-
vanten Vorerkrankungen am Herzen oder Gehirn haben, besteht
durch die Einnahme auch kein erhöhtes Risiko für Schlaganfälle
oder Herzinfarkte. Der Vorteil dieser Medikamente ist, dass sie
häufig viel besser wirken als einfache Analgetika oder Mischanalgetika. Patienten müssen letztendlich viel weniger Medikamente
einnehmen und sind schneller schmerzfrei. Es gibt unterschiedliche Triptane, insgesamt sieben. Es ergibt Sinn, verschiedene Triptane auszuprobieren, weil sie beim individuellen Menschen nicht
alle gleich gut wirksam und auch nicht gleich verträglich sind. Sehr
selten kommt es z. B. nach der Einnahme zu einem Engegefühl in
der Brust. Das ist zwar unangenehm, aber überhaupt nicht gefährlich, da es durch ein Zusammenziehen der Bronchien in der Lun-
ge verursacht wird, welches keinerlei Schaden anrichtet. Oftmals
macht es aber den Patienten große Angst. Dann ist es sinnvoll,
einfach das Präparat zu wechseln, weil ein anderes Triptan in dem
Fall wahrscheinlich besser vertragen wird. Zudem gibt es verschiedene Applikationsformen. Was bedeutet das? Das bedeutet, dass
es Triptane gibt, die man z. B. als Schmelztablette einnehmen kann,
andere wiederum als Nasenspray oder sogar als Spritze, die man
sich selbst unter die Haut setzen kann. Diese Präparate machen
z. B. bei sehr starken Attacken Sinn oder wenn Migräneattacken
mit starker Übelkeit oder Erbrechen einhergehen und keine normalen Tabletten mehr eingenommen werden können. Sprechen
Sie auf jeden Fall mit Ihrem Arzt darüber, welches Triptan für Sie
geeignet ist, und probieren Sie mehrere Triptane aus, um das beste
Triptan für sich finden.

Wirkstoff	Dosierung pro Gabe	Maximale Dosierung pro Tag
Sumatriptan	50–100 mg (Tabletten) 10–20 mg (Nasenspray) 3 und 6 mg (subkutan)	Max. zweimal pro Tag im Abstand von mindestens vier Stunden
Rizatriptan	5–10 mg (Tablette und Schmelztablette)	Max. zweimal pro Tag im Abstand von mindestens vier Stunden
Zolmitriptan	2,5–5 mg (Tabletten, Schmelztabletten) 5 mg (Nasenspray)	Max. zweimal pro Tag im Abstand von mindestens vier Stunden
Eletriptan	20–40 mg (Tabletten)	Max. zweimal pro Tag im Abstand von mindestens vier Stunden
Almotriptan	12,5 mg (Tabletten)	Max. zweimal pro Tag im Abstand von mindestens vier Stunden
Naratriptan	2,5 mg (Tabletten)	Max. zweimal pro Tag im Abstand von mindestens sechs Stunden
Frovatriptan	2,5 mg (Tabletten)	Max. zweimal pro Tag im Abstand von mindestens sechs Stunden

Mit welchem Triptan soll ich beginnen?

Grundsätzlich ist das relativ egal. Beginnen Sie mit dem Triptan, welches Ihr Arzt Ihnen verschreibt. Seine Auswahl richtet sich zumeist danach, welches Präparat unproblematisch von der Krankenkasse erstattet wird. Zudem sollten Sie das Präparat auswählen, bei dem nur wenig Zuzahlung nötig ist. Einige Triptane wie z.B.

Exkurs: Wie unterscheiden sich die Triptane untereinander?

Diese Tabelle gibt nur einen Anhalt und bezieht sich auf Studiendaten. Letztlich muss jeder einzelne Patient ausprobieren, welche Medikation für ihn am besten wirkt.

Schnellste Wirksamkeit	Sumatriptan subkutan (Autoinjektor)
Beste Wirksamkeit	Eletriptan
Beste Verträglichkeit	Almotriptan Naratriptan Frovatriptan
Weniger Wiederkehrkopf-schmerz	Naratriptan Frovatriptan
Starke Übelkeit und Erbrechen im Rahmen der Migräne	Zolmitriptan Nasenspray Sumatriptan Nasenspray Sumatriptan subkutan (Auto-injektor)
Rezeptfrei in der Apotheke er-hältlich	Naratriptan Zolmitriptan Sumatriptan
Schmelztablette	Rizatriptan Zolmitriptan

Eletriptan oder Almtriptan verlangen relativ hohe Zuzahlungen. Hier ist es sinnvoll, erst einmal preisgünstigere Triptane auszuprobieren.

70 Muss ich mir Triptane immer verschreiben lassen oder gibt es auch in der Apotheke frei verkäufliche Triptane?

Almotriptan, Naratriptan und Sumatriptan sind mittlerweile auch frei verkäuflich in der Apotheke zu erhalten. Allerdings sind sie dann sehr teuer und werden nur in kleinster Packungsgröße verkauft. Das ist sicherlich für den Notfall eine ganz gute Option. Ansonsten ist es aber sinnvoller, sich die Präparate von Ihrem behandelnden Arzt verschreiben zu lassen.

71 Kann man Triptane und Serotonin-Wiederaufnahmehemmer zusammen einnehmen?

Das klingt nach einer sehr speziellen Frage. Sie kommt aber in der Sprechstunde oft auf, und nicht selten rufen Kollegen an, um sich diesbezüglich zu erkundigen. Viele Migränepatienten leiden zusätzlich unter einer depressiven Symptomatik. Häufig nehmen sie Antidepressiva ein, und einige davon sind die sog. Serotonin-Wiederaufnahmehemmer. Vielleicht kommen Ihnen einige Wirkstoffe bekannt vor: Fluoxetin, Paroxetin, Sertralin oder Citalopram. Diese Medikamente blockieren Serotonintransporter und erhöhen dadurch die Konzentration von Serotonin im Gehirn. Weil Triptane ebenfalls in den Serotoninstoffwechsel eingreifen, dachte man früher, dass hierdurch das Risiko für ein serotonerges Syndrom erhöht ist, wenn Triptane und Serotonin-Wiederaufnahmehemmer zusammen eingenommen werden. Bei dem serotonergen Syndrom kommt es zu einer übermäßigen Anhäufung des Botenstoffs Serotonin. Hier muss schnell gehandelt werden, da es potenziell sogar tödlich sein kann. Heute wissen wir, dass die Kombination von Triptan und Serotonin-Wiederaufnahmehemmern vollkommen ungefährlich und die Gefahr für die Entstehung eines serotonergen Syndroms nicht gegeben ist. Dies zu wissen ist wichtig, da sehr viele Migränepatienten bislang auf die Einnahme der wirksamen Triptane verzichten, weil sie gleichzeitig Antidepressiva einnehmen. Dies ist gar nicht notwendig.

72 Wenn Triptane nicht wirken, ist es dann keine Migräne?

Viele Betroffene, aber auch Ärzte denken, dass Triptane ein Art Diagnoseinstrument sind. D. h., wenn Triptane nicht wirken, kann es auch keine Migräne sein. Das ist aber totaler Quatsch. Triptane wirken manchmal nicht, obwohl es eine Migräne ist, und sie können auch einmal wirken, obwohl es keine Migräne ist. Die Diagnose einer Migräne darf nie davon abhängen, ob Triptane wirksam sind oder nicht. Für die Diagnose sind allein Ihre Symptome wichtig!

73 Was mache ich, wenn Triptane bei mir nicht wirksam sind?

Man spricht bei Menschen, bei denen Triptane nicht wirksam sind, von sog. Triptan Non-Respondern. Diese sind meiner Erfahrung nach allerdings recht selten. Meistens liegt die Nichtwirksamkeit daran, dass etwas bei der Einnahme falsch gemacht wird. Häufig werden die Triptane z. B. zu spät eingenommen: Sie wirken deutlich schlechter, wenn sie spät eingenommen werden, manchmal sogar gar nicht. Der zweite Punkt, der häufig falsch gemacht wird, ist, dass eine zu niedrige Dosis eingenommen wird, z. B. erst einmal nur die halbe Tablette. Das ist dann so, wie wenn man versucht, mit einer Gießkanne ein größeres Feuer zu löschen. Kann klappen – muss aber nicht. Der dritte große Fehler, der gemacht wird, ist, dass die falsche Applikationsart gewählt wird. Muss man sich z. B. während der Attacke erbrechen und wird das Präparat als Tablette eingenommen, kann es natürlich auch nicht richtig wirken, weil es möglicherweise einfach wieder ausgebrochen oder nicht ins Blut aufgenommen wurde. Es ist auf jeden Fall anzuraten, alle zur Verfügung stehenden Triptane auszuprobieren, mindestens jedoch drei verschiedene. Sinnvoll ist auch, jedes Triptan mehrmals auszuprobieren, weil es immer sein kann, dass es einmal nicht wirkt.

74 Ich habe lange ein bestimmtes Triptan eingenommen, was sehr gut gewirkt hat. Jetzt wirkt es aber irgendwie schlechter. Was soll ich machen?

Häufig hat man im Rahmen seiner Migräneerkrankung für sich herausgefunden, dass ein bestimmtes Medikament besonders gut wirkt – dieses nimmt man dann immer bei Migräneattacken ein. Das ist auch gut und richtig so. Im Lauf der Zeit kann es aber dazu kommen, dass dieses Präparat seine Wirksamkeit langsam verliert. Dann sollte man eine Zeit lang ein anderes Medikament einnehmen und nach ein paar Monaten wieder auf das alte Medikament zurückkommen, wenn das noch notwendig sein sollte.

75 Kann ich ein Triptan mehrmals einnehmen, wenn ich mit einer Einnahme noch keine Wirkung spüre?

Sollte das Triptan nicht wirksam gewesen sein, ist während derselben Migräneattacke eine zweite Einnahme nicht sinnvoll. Die weitere Therapie sollte dann mit einfachen Analgetika oder Mischanalgetika erfolgen.

76 Kann ich Triptan auch in der Schwangerschaft einnehmen?

Auch in der Schwangerschaft ist die Einnahme von Triptan möglich und nicht gefährlich. Die besten Daten liegen hier für Sumatriptan und Rizatriptan vor. Bevor Sie aber Schmerzmittel in der Schwangerschaft einsetzen, sollten Sie dies immer mit Ihrem behandelnden Arzt besprechen.

77 Was mache ich, wenn mein Schmerzmittel zwar sehr gut wirkt, aber nach wenigen Stunden die Migräne wiederkehrt?

Dieses Phänomen nennt man Wiederkehrkopfschmerz und ist bei Migräne gar nicht so selten. Der Kopfschmerz kehrt dann nach einer wirksamen Medikamenteneinnahme nach ungefähr 4 bis 24 Stunden wieder. In so einem Fall sollte man ein zweites Schmerzmittel bzw. Triptan einnehmen. Grundsätzlich sind dann auch länger wirksame Triptane wie Naratriptan und Frovatriptan geeignet, welche länger wirken als die übrigen Triptane. Auch eine Kombination aus Triptan und Naproxen kann ausprobiert werden, weil diese Kombination besonders lange wirksam ist.

78 In welchem Abstand darf ich ein zweites Triptan einnehmen?

Grundsätzlich ist die Einnahme eines zweiten Triptans im Abstand von vier Stunden möglich. Der Abstand zwischen dem länger wirksamen Triptan (Frovatriptan, Naratriptan) sollte mindestens sechs Stunden betragen. Es sollten nicht mehr als zwei Triptane in 24 Stunden eingenommen werden.

79 Was mache ich, wenn ich mit einer Schmerzattacke in der Nacht aufwache?

Viele Migräneattacken beginnen bereits in den frühen Morgenstunden, sodass Patienten noch in der Nacht mit stärksten Schmerzen aufwachen. Das Problem hierbei ist, dass die Betroffenen dann nicht die Möglichkeit haben, die Migräne frühzeitig medikamentös zu behandeln, da der Schmerz schon stärkste Intensität erreicht hat, bevor sie überhaupt wach geworden sind. Solche Attacken sind mit normalen Schmerzmitteln häufig nicht mehr in den Griff zu kriegen. Hier bietet sich dann ein Therapieversuch mit Sumatriptan an, welches man sich mit einer Fertigspritze direkt unter die Haut injizieren kann. Das funktioniert recht einfach, und die allermeisten Patienten können dies auch selbst durchführen. Hierdurch gelangt das Schmerzmittel sehr schnell ins Blut und kann auch eine schwere, schon länger andauernde Attacke noch abfangen.

80 Was ist eine Schmelztablette?

Triptane gibt es auch als Schmelztablette: Rizatriptan und Zolmitriptan. Man sollte diese Tabletten nicht schlucken, sondern sie einfach auf der Zunge zergehen lassen, sodass der Wirkstoff über die Mundschleimhaut aufgenommen wird. Diese Medikamente wirken sehr schnell und sind für diejenigen Patienten geeignet, die aus welchen Gründen auch immer keine Tabletten schlucken können. Allerdings schmecken die Schmelztabletten teilweise nach Pfefferminz, was von einigen Betroffenen als sehr unangenehm empfunden wird. Letztlich muss man also ausprobieren, ob eine solche Schmelztablette für einen selbst besser funktioniert als eine normale Tablette.

81 Muss ich das Triptan-Nasenspray in das Nasenloch spritzen, auf dessen Seite sich auch der Kopfschmerz befindet?

Nein. Das Nasenspray wirkt nicht in der Nase, sondern wird lediglich, zumindest teilweise, über die Nasenschleimhaut resorbiert. Letztlich muss der Wirkstoff ins Blut und ins Gehirn gelangen, um gegen die Migräne wirksam zu sein. Es ist also vollkommen egal, welches Nasenloch Sie benutzen, wenn Sie das Spray applizieren.

82 Was sind Ergotamine?

Ergotamine sind Schmerzmittel, die früher recht häufig bei Migräne eingesetzt wurden. Zwar sind sie sehr gut wirksam, haben aber einige Risiken. So führen sie bei einigen Patienten durch Verengung der Blutgefäße zu schwerwiegenden Nebenwirkungen. Bei längerer Anwendung kann es zu schwerwiegenden Durchblutungsstörungen kommen. Zudem führen sie schneller zu einem Kopfschmerz bei Medikamentenübergebrauch. Und man kann diese Medikamente schlechter pausieren, da ein Pausieren nicht selten zu körperlichen Entzugssymptomen führt. Grundsätzlich werden diese Medikamente in Deutschland nur noch extrem selten zur Migränetherapie eingesetzt. Wichtig ist zudem zu wissen, dass sie keinesfalls mit Triptanen kombiniert werden dürfen.

83 Was sind Co-Analgetika?

Co-Analgetika sind Medikamente, die zusätzlich zu den eigentlichen Schmerzmitteln eingenommen werden, um die Wirksamkeit der Analgetika zu verstärken und zu verbessern. Bei der Migräne sind das vor allem Medikamente gegen Übelkeit. Man behandelt damit das subjektive Gefühl der Übelkeit und verhindert möglicherweise Erbrechen, was für das allgemeine Wohlbefinden natürlich wichtig ist. Zusätzlich kurbeln diese Medikamente die Aufnahme der Schmerzmittel im Magen-Darm-Trakt an. Während einer Migräne kommt es nämlich nicht selten zu einer sog. Gastroparese, d. h., der Magen-Darm-Trakt steht still. Das führt dazu, dass die eingenommenen Schmerzmittel einfach nur im Magen herumliegen und nicht ins Blut aufgenommen werden. So können sie natürlich nicht wirksam sein. Betroffene denken oft, dass die Medikation nicht wirkt. Das stimmt natürlich – allerdings kann die Medikation gar nicht wirken, da sie nicht zum Wirkort transportiert wird. Deswegen sollte man Mittel gegen Übelkeit ausprobieren, auch wenn einem nicht furchtbar schlecht ist oder wenn man sich nicht erbrechen muss.

84 Welche Nebenwirkungen können bei Co-Analgetika gegen Übelkeit auftreten?

Die häufigsten Nebenwirkungen sind Müdigkeit und Schwindelgefühle. Sehr selten kann es insbesondere nach der Einnahme von Metoclopramid zu Bewegungsstörungen und Muskelkrämpfen kommen. Bei höheren Dosierungen können Herzrhythmusstörungen auftreten. Allerdings sind das alles sehr seltene Nebenwirkungen.

85 Was besagt die Zehnerregel?

Viele Patienten sind besorgt, dass sie zu viele Schmerzmittel einnehmen. Dabei stellt sich immer die Frage, was zu viel ist und was die Gründe sind, warum man weniger Schmerzmittel einnehmen sollte. Zum einen gibt es natürlich Nebenwirkungen, die gerade bei der häufigen Einnahme von einfachen Analgetika auftreten. So kann es bei der Einnahme von nichtsteroidalen Antirheumatika, zu denen z. B. Ibuprofen, Aspirin und Diclofenac zählen, mit

Exkurs: Co-Analgetika gegen Übelkeit

Wirkstoff	Dosierung pro Gabe	Maximale Dosierung pro Tag
Metoclopramid	10–20 mg Tabletten 20 mg Zäpfchen	30 mg
Domperidon	10–20 mg Tabletten	80 mg
Dimenhydrinat	50 mg	400 mg

der Zeit zu Magenschmerzen kommen. Außerdem zu Nieren- oder Leberproblemen, wenn man die Schmerzmittel zu häufig einnimmt. Das zweite Problem ist aber, dass die Schmerzmittel selbst Kopfschmerzen verursachen, wenn sie zu häufig eingenommen werden. Dabei ist es egal, ob man einfache Analgetika oder Triptane einnimmt. Es ist auch egal, für welchen Schmerz man die Schmerzmittel einnimmt.

Grundsätzlich gilt, dass man an nicht mehr als zehn Tagen im Monat Schmerzmittel einnehmen sollte. An einem Tag kann man durchaus zwei Tabletten einnehmen, dies würde dennoch als ein Tag zählen. Wichtig ist jedoch, dass man ehrlich zu sich selbst ist und wirklich alle Tage zusammenzählt, an denen Schmerzmittel eingenommen wurden. Viele Patienten unterscheiden da nämlich z. B. zwischen Tagen, an denen sie Schmerzmittel für Migräne einnehmen, und Tagen mit Schmerzmitteln gegen Rückenschmerzen. Das Gehirn weiß jedoch nicht, wofür die Schmerzmittel eingenommen wurden, für das Gehirn zählen all diese Schmerzmittel gleich. Deswegen: Halten Sie sich, wenn irgend möglich, an die Zehnerregel und nehmen Sie an nicht mehr als zehn Tagen im Monat Schmerzmittel ein. Sollte dies nicht möglich sein, muss an der Prophylaxe gearbeitet werden, d. h., die Zahl der Migräneattacken muss so vermindert werden, dass eine seltenere Einnahme möglich ist. Zu beachten ist in diesem Kontext, dass es nicht darum geht, dass Sie mal einen Monat zu viele Schmerzmittel eingenommen haben. Wenn Sie sich z. B. das Bein gebrochen haben, ist es vollkommen in Ordnung, die beste Schmerztherapie einzusetzen, und das sicherlich auch ein paar Wochen lang. Es geht vielmehr darum, dass es nicht regelmäßig passiert und dass zurückblickend auf ein ganzes Jahr oder mehrere Jahre nicht an mehr als zehn Tagen im Monat Schmerzmittel eingenommen werden.

Welche Schmerzmittel kann ich kombinieren?

Einfache Analgetika können grundsätzlich miteinander sowie mit Triptanen und Co-Analgetika kombiniert werden. So ist es möglich, z. B. Ibuprofen, Sumatriptan und Metoclopramid zusammen einzunehmen. Unterschiedliche Triptane sollten nicht zusammen eingenommen werden, weil dies die Wahrscheinlichkeit von schwerwiegenden Nebenwirkungen erhöht.

Muss ich meine Akuttherapie immer mit einem Arzt absprechen?

Nein. Wenn Sie gut mit Ihrer Akutmedikation klarkommen und nicht zu viele Medikamente einnehmen müssen, brauchen Sie hier keine Rücksprache mit einem Arzt zu halten. Sollten Sie jedoch unzufrieden sein oder sehr viele Medikamente einnehmen, ist es sinnvoll, sich von einem Arzt beraten zu lassen. Es sollte aber immer sehr gute Gründe geben, warum man eine gut funktionierende Akuttherapie ändert.

Was ist ein Kopfschmerz bei Medikamentenübergebrauch?

Die Einnahme von zu viel Schmerzmittel macht selbst Kopfschmerz! Der Kopfschmerz, der dann entsteht, wird Kopfschmerz bei Medikamentenübergebrauch genannt. Es handelt sich dann nicht um eine direkte Nebenwirkung der Medikamente, sondern der Langzeitgebrauch von Schmerzmitteln führt dazu, dass sich die Schmerzverarbeitung im Gehirn verändert. Ich vergleiche das gerne mit einem Sonnenbrand: Das Gehirn wird viel empfindlicher und reagiert schneller auf Außenreize mit Schmerz. Die immer wieder eingenommenen Medikamente führen dazu, dass sich der Sonnenbrand nicht beruhigen kann. Der Kopfschmerz, der bei einem Medikamentenübergebrauch entsteht, fühlt sich ganz genauso an wie der Schmerz, den Sie mit den Medikamenten behandeln. Wenn Sie Ihre Migräne also mit einer ständigen Medikamenteneinnahme behandeln, entstehen neue Migräneattacken allein dadurch, dass Sie Schmerzmittel einnehmen. Die Diagnose kann nur dann gestellt werden, wenn ein chronischer Kopfschmerz vorliegt, d. h., es müssen an mindestens 15 Tagen im Monat Kopfschmerzen vorhanden sein. Wenn es nur fünf Kopfschmerztage im Monat sind, kann die Diagnose nicht gestellt werden, und es liegt kein Kopfschmerz bei Medikamentenübergebrauch vor. Nur Menschen mit einer Anfälligkeit für Migräne oder Spannungskopfschmerzen können einen Kopfschmerz bei Medikamentenübergebrauch entwickeln. Wenn diese Anfälligkeit nicht vorliegt, kann ein Rückenschmerzpatient täglich Medikamente einnehmen, ohne dass je ein Kopfschmerz auftreten wird.

Diagnosekriterien der internationalen Kopfschmerzgesellschaft (ICHD-3): Kopfschmerz beim Medikamentenübergebrauch

A. Kopfschmerz an ≥ 15 Tagen im Monat bei einem Patienten mit einer vorbestehenden Kopfschmerzerkrankung

B. Regelmäßiger Übergebrauch für > 3 Monate eines oder mehrerer Medikamente, die zur Akuttherapie oder symptomatischen Behandlung von Kopfschmerzen eingesetzt werden können

C. Nicht besser erklärt durch eine andere ICHD-3-Diagnose

80 Was ist der Unterschied zwischen einem Kopfschmerz bei Medikamentenübergebrauch und einem medikamenteninduzierten Kopfschmerz?

Diese Begrifflichkeiten werden häufig verwechselt, obwohl sie ganz andere Kopfschmerzen beschreiben. Beim Kopfschmerz bei Medikamentenübergebrauch entsteht der Kopfschmerz im Verlauf von Monaten und Jahren durch Medikamente, die selbst eigentlich keinen Kopfschmerz verursachen, aber durch den Übergebrauch zu Kopfschmerzen führen. Bei medikamenteninduziertem Kopfschmerz verhält es sich vollkommen anders. Hier führt die Einnahme eines Medikaments, als Nebenwirkung, direkt zu Kopfschmerzen. So wie ein Medikament als Nebenwirkung den Blutdruck senken kann, so führt z. B. Nitrospray häufig zu starken Kopfschmerzen und Migräne. Das hat aber nichts mit einem Kopfschmerz bei Medikamentenübergebrauch zu tun, denn es reicht schon eine einzige Gabe Nitrospray aus, um direkt Kopfschmerzen auszulösen.

90 Wie behandle ich einen Kopfschmerz bei Medikamentenübergebrauch?

Grundsätzlich sollte man versuchen, die Anzahl der Einnahmetage auf zehn pro Monat zu reduzieren. Einigen Patienten hilft es, mit einer klaren Medikamentenpause zu beginnen, wobei versucht wird, zwei Wochen lang keine Akutmedikation einzunehmen. Dabei kann es manchmal hilfreich sein, zusätzlich etwas Kortison einzunehmen, um die Beschwerden, die sich in dieser Medikamentenpause einstellen – vor allem natürlich Kopfschmerzen –, etwas einzudämmen. Früher sprach man auch von Medikamentenentzug. Richtige Entzugserscheinungen gibt es bei den Medikamenten, die in Deutschland gegen Migräne eingenommen werden, eigentlich nicht. Früher wurden allerdings noch Ergotamine eingenommen, welche durchaus körperliche Entzugssymptome verursachen können. Eine solche Medikamentenpause ist nicht möglich, wenn Sie Opiate einnehmen. Hier muss ein richtiger Entzug gegebenenfalls stationär durchgeführt werden. Darüber sollte man beim Kopfschmerz bei Medikamentenübergebrauch mit einer medikamentösen Prophylaxe beginnen. Diese Medikamente sollen die Anzahl der Kopfschmerztage dahingehend reduzieren, dass Sie einfach weniger Medikamente einnehmen müssen. Einige der zur Verfügung stehenden Medikamente sind auch wirksam, wenn noch ein Medikamentenübergebrauch vorliegt. Zu diesen Medikamenten zählen Onabotulinumtoxin A, Topiramat und die CGRP-(Rezeptor)-Antikörper.

91 Kann man, wenn man unter Clusterkopfschmerz leidet, einen Kopfschmerz bei Medikamentenübergebrauch entwickeln?

Bei einem Clusterkopfschmerz kann es notwendig sein, dass man über einen längeren Zeitraum Schmerzmittel täglich einnehmen muss, auch mehrmals täglich. Für den Clusterkopfschmerz gilt die Zehnerregel nicht. Wahrscheinlich gibt es beim Clusterkopfschmerz keinen Medikamentenübergebrauchskopfschmerz, zumindest spielt er nicht die wichtige Rolle, die er bei der Migräne spielt. Es wäre daher unverantwortlich, einem Patienten mit Clusterkopfschmerz seine Akutmedikation vorzuenthalten, nur um der Entstehung eines Kopfschmerzes bei Medikamentenübergebrauch vorzubeugen.

92 Was sind die besten Schmerzmittel für Migräne?

Es gibt kein bestes Schmerzmittel für Migräne – es gibt aber ein bestes Schmerzmittel für Ihre Migräne. Ich vergleiche das ganz gern mit dem Lieblingseis. Statistisch gesehen essen in Deutschland die meisten Menschen am liebsten Vanilleeis; mein Sohn aber mag am liebsten Wassereis, und das ist auch vollkommen in Ordnung so. Ähnlich verhält es sich mit den Schmerzmitteln. Statistisch gesehen sollte Ibuprofen besser wirken als Paracetamol, aber nicht wenige meiner Patienten kommen sehr gut mit Paracetamol klar, und Ibuprofen hilft gar nicht. Probieren Sie also aus, was für Sie das beste Schmerzmittel ist. Grundsätzlich ist es so, dass die Triptane nicht gefährlicher sind als die einfachen Analgetika. Wenn Sie also mit Triptanen besser klarkommen und diese besser wirken, was sicherlich häufig der Fall ist, dann kann man durchaus auf einfache Analgetika vollkommen verzichten und alle Migräneattacken mit Triptan behandeln. Es gibt hier keine Regel, die für alle gleichermaßen gilt, aber es sollte versucht werden, für jeden individuellen Patienten eine wirksame Akuttherapie zu finden, da das die Basis einer guten Migränetherapie ist.

Gibt es spezielle Schmerzmittel für die menstruelle Migräne?

Migräneattacken im Rahmen der Menstruation sind nicht besonders schwierig zu behandeln. Häufig halten sie länger an und sind sehr intensiv. Bei menstrueller Migräne sollte man länger wirksame Medikamente einsetzen. Dies ist der Fall, weil der Trigger der Attacken, nämlich die hormonellen Veränderungen während der Menstruation, länger anhält, als eine einzelne normale Schmerztablette wirksam ist: meist über die gesamte Dauer der Menstruation. Hierfür bieten sich vor allem lang wirksame Triptane an, wie Naratriptan und Frovatriptan. Zusätzlich kann Naproxen eingenommen werden, welches ebenfalls lang und bei Menstruationsbeschwerden wirksam ist. Einigen Patientinnen hilft es, diese Medikamente an jedem Tag der Menstruation morgens und abends einzunehmen. Allerdings muss man dann aufpassen, dass man im übrigen Monat nicht zu viele weitere Schmerzmittel einnimmt.

94 Wie behandle ich einen Status migränosus?

Von einem Migränestatus spricht man, wenn die Migräne länger als drei Tage anhält. In den meisten Fällen helfen dann die üblichen Medikamente nicht mehr gut. Sinnvoll ist ein Therapieversuch z. B. mit Kortison, um die Migräne zu durchbrechen. Auch andere Medikamente, die teilweise intravenös verabreicht werden, können eingesetzt werden. Das Ziel einer guten Therapie besteht immer darin, das Auftreten eines Status migränosus wenn möglich zu verhindern, weil er für den Betroffenen besonders qualvoll und auch beängstigend ist. Reduzieren lässt sich sein Auftreten durch eine gute prophylaktische Therapie. Hierzu gehören die schon beschriebenen nichtmedikamentösen Maßnahmen und der Migräne vorbeugende Medikamente.

95 Was sind die besten Schmerzmittel für normale Kopfschmerzen?

Normale Kopfschmerzen gibt es gewissermaßen gar nicht. Grundsätzlich finde ich es sehr wichtig, dass Kopfschmerzen, wenn sie einen beeinträchtigen, auch einer Diagnose zugeordnet werden, damit man eine optimale Behandlung erhalten kann. Einfache leichtere Kopfschmerzen sind entweder eine leichtere Migräne oder ein Kopfschmerz vom Spannungstyp. Bei diesen sind eigentlich gar keine Schmerzmittel nötig, sie sollten sich mithilfe von nichtmedikamentösen Maßnahmen wie z. B. einem Spaziergang, etwas essen oder trinken gut behandeln lassen. Wenn der Kopfschmerz stärker ist, und zwar so stark, dass Sie das Gefühl haben, auf jeden Fall ein Medikament einnehmen zu müssen, ist es in 99,9 Prozent der Fälle kein Kopfschmerz vom Spannungstyp. Letzterer wird nie so stark sein, dass sie unbedingt Medikamente brauchen oder z. B. das Haus nicht mehr verlassen können, ohne Ibuprofen in der Handtasche zu haben.

KOPFSCHMERZ UND MIGRÄNE: PROPHYLAKTISCHE THERAPIE

5

Was versteht man unter einer prophylaktischen Therapie?

Die prophylaktische Therapie dient dazu, dass weniger Migräneattacken auftreten. Zur prophylaktischen Therapie zählen nichtmedikamentöse Maßnahmen und medikamentöse Maßnahmen. Grundsätzlich sollten immer auch nichtmedikamentöse Therapieoptionen eingesetzt werden. Dazu gehören regelmäßiger Ausdauersport, die Anwendung von Entspannungsverfahren sowie ein regelmäßiger Lebensrhythmus. Sollten diese Maßnahmen zusammen mit der Akutmedikation nicht ausreichen, um die Migräne zu behandeln, können zusätzlich medikamentöse Prophylaxen eingesetzt werden, um die Migränefrequenz und -intensität weiter zu reduzieren. Manchmal machen medikamentöse Prophylaxen überhaupt erst möglich, dass Betroffene nichtmedikamentöse Maßnahmen umsetzen können. So berichten z. B. viele Patienten, dass sie gar keinen Sport machen können, weil dieser sofort die Migräne verstärkt oder sie gar keine schmerzfreien Phasen haben, in denen Sport oder Entspannungsverfahren möglich wären. Man muss aber sagen, dass auch die beste prophylaktische Therapie die Migräne nicht heilen kann. Selbst wenn Sie alle nichtmedikamentösen Empfehlungen umsetzen und eine Medikation einnehmen, wird es trotzdem noch zu Migräneattacken kommen. Nicht, weil sie etwas falsch machen, sondern weil es Faktoren der Migräne gibt, auf die Sie einfach keinen Einfluss haben.

Wie wirken Prophylaktika?

Immer wieder fragen Patienten, wie medikamentöse Prophylaktika wirken. Da wir noch nicht einmal richtig wissen, wie die eigentliche Migräne funktioniert, fällt die Beantwortung dieser Frage natürlich nicht ganz leicht. Grundsätzlich haben diese Medikamente Einfluss auf die zentrale Schmerzverarbeitung im Gehirn. Sie sollen die erhöhte Empfindlichkeit des Gehirns reduzieren, damit weniger

Migräneattacken auftreten. Die Prophylaktika wirken auf die Entzündungsreaktionen ein, die sich im Gehirn während einer Migräneattacke abspielen. Die meisten dieser Medikamente wurden nicht für Migräne entwickelt, sondern es hat sich bei anderen Erkrankungen gezeigt, dass diese auch bei Migräne wirksam sind, z. B. Präparate aus der Gruppe der Antidepressiva oder aus der Herzmedizin. Bislang gibt es nur eine wirklich für Migräne entwickelte medikamentöse Prophylaxe, und das sind die CGRP-Antikörper.

Muss ich eine medikamentöse Prophylaxe für immer einnehmen?

Eine Migräneprophylaxe ist nie als eine Dauertherapie geplant. Sie soll helfen, dass das Gehirn wieder lernt, weniger Migräneattacken zu haben. Das kann jedes Gehirn grundsätzlich auch ohne Medikamente, manchmal »vergisst« es das nur. Deswegen nimmt man eine Migräneprophylaxe zumeist für sechs bis zwölf Monate ein und versucht sie danach wieder wegzulassen. Oftmals gelingt es Patienten mit einer wirksamen Prophylaxe auch, mehr nichtmedikamentöse Maßnahmen wie Ausdauersport und Entspannungsverfahren anzuwenden, die sich dann zusätzlich positiv auf die Migräne auswirken. Das erhöht die Wahrscheinlichkeit, dass man nach sechs bis zwölf Monaten die Therapie absetzen kann. Sollte dies aber nicht der Fall sein, weil weiterhin mehr Migräneattacken auftreten, können alle Prophylaktika auch längerfristig eingesetzt werden. Grundsätzlich sollte man aber darauf achten, dass ein Absatzversuch nicht in einer totalen Stressphase unternommen wird. Wenn Sie z. B. gerade einen neuen Job angefangen haben, könnte das möglicherweise nicht der richtige Zeitpunkt sein, um die prophylaktische Medikation zu pausieren. Dann würde ich dazu raten, drei Monate abzuwarten und in einer stabileren Lebenssituation eine Pause zu versuchen.

Exkurs: Nichtmedikamentöse Therapiemaßnahmen bei Migräne

Nichtmedikamentöse Therapiemaßnahmen sind eine wichtige Säule der Migränetherapie. Ohne sie kann die beste medikamentöse Therapie nicht gut wirksam sein. Hierunter versteht man zum einen den Ausdauersport, den Einsatz von Entspannungsverfahren sowie einen regelmäßigen Tagesrhythmus. Wie viel Ausdauersport wirklich notwendig und gut ist, ist letztlich nicht geklärt. Im Hinblick auf die aktuellen Empfehlungen sind dreimal 30 Minuten pro Woche eine gute Orientierungshilfe. Aus meiner Erfahrung ist Sport generell gut, sofern Sie ihn regelmäßig machen. Die Art des Sports ist gar nicht so wichtig. Wenn Sie Ausdauersport mögen, können Sie laufen gehen, joggen, walken, Fahrrad fahren, inlineskaten oder schwimmen. Wenn Ihnen all das keinen Spaß macht, dafür aber Gerätetraining im Fitnessstudio, dann machen Sie das. Bei den Entspannungsverfahren ist es ähnlich: Grundsätzlich sind Progressive Muskelrelaxation nach Jacobson, Biofeedback oder Yoga zu empfehlen, aber auch hier ist es so, dass es darum geht, dass Sie das Entspannungstraining längerfristig machen, und dieses auch am besten mehrmals pro Woche. Das ist natürlich nur möglich, wenn es Ihnen Spaß macht. Wählen Sie einfach eine für Sie interessante Sportart aus und versuchen Sie, das Entspannungsverfahren, das Ihnen zusagt, regelmäßig in Ihren Alltag zu integrieren. Damit werden Sie den besten und anhaltenden Erfolg haben. Im Hinblick auf den Lebensrhythmus spielt vor allem der Schlafrhythmus eine wichtige Rolle. Auch hierbei geht es nicht darum, einfach eine bestimmte Anzahl Stunden Schlaf zu erreichen, sondern darum, eine gewisse Regelmäßigkeit hinzubekommen. Sie sollten also versuchen, immer um dieselbe Uhrzeit ins Bett zu gehen und um dieselbe

Uhrzeit aufzustehen. Ob das dann sieben oder neun Stunden sind, ist individuell ganz unterschiedlich. Auch hier müssen Sie herausfinden, was für Sie am besten passt. Zudem sollten Sie darauf achten, regelmäßig zu essen und regelmäßig zu trinken, denn das Auslassen von Mahlzeiten kann Migräneattacken triggern. Wie viel Einfluss Sie mit den nichtmedikamentösen Maßnahmen auf Ihre Migräne haben, kann sehr unterschiedlich sein. Es gibt Menschen, die allein mit einem regelmäßigen Lebensrhythmus durchschlagende Erfolge erreichen. Andere halten sich sehr strikt an diesen Rhythmus, machen Sport und Entspannungstraining und haben trotzdem viele Migräneattacken. Aus meiner Sicht ist es wichtig, diese Maßnahmen zu kennen und auszuprobieren, inwieweit man damit positiven Einfluss auf die Migräne haben kann. Trotzdem sollte man bei all den nichtmedikamentösen Maßnahmen der Migränetherapie nicht vergessen, sein Leben richtig zu leben.

Welche medikamentösen Prophylaktika gibt es?

Die meisten medikamentösen Prophylaktika wurden nicht für Migräne erfunden, sondern es hat sich bei anderen Erkrankungen gezeigt, dass sie auch bei Migräne wirksam sind. Deswegen finden sich hier Medikamente aus dem Bereich der Antidepressiva (Amitriptylin), der Herzmedikamente, sog. Betablocker (Metoprolol und Propranolol), Mittel gegen Epilepsie (Topiramat) und sog. Kalziumantagonisten (Flunarizin). Außerdem gibt es Onabotulinumtoxin A und die erste spezifische Migränetherapie, die sog. CGRP-Antikörper.

Welche Nebenwirkungen sind bei der Einnahme von Betablockern zu erwarten?

Am häufigsten werden Schlafstörungen, Müdigkeit und eine Verlangsamung des Herzschlags berichtet. Dies kann störend sein, wenn man z. B. Leistungssport betreibt. Letztlich wird man aber erst feststellen, ob einen ein Präparat relevant beeinträchtigt, wenn man es wirklich einnimmt.

Kann ich Betablocker einnehmen, wenn ich einen eher niedrigen Blutdruck habe?

Ja, das ist möglich. Der Betablocker senkt einen bereits niedrigen Blutdruck nicht weiter. Seine Hauptwirksamkeit entfaltet er bezüglich des Herzschlags, den er reduziert. Bei niedrigem Blutdruck sollte man aber regelmäßige Blutdruckkontrollen unter Therapie durchführen. Grundsätzlich sollten vor Beginn einer Therapie immer wieder Blutdruck und Puls kontrolliert werden.

Wann darf ich Betablocker nicht einnehmen?

Wenn Ihr Herz bereits sehr langsam schlägt, z. B. unter 50-mal pro Minute, sollten Betablocker nicht eingesetzt werden. Zusätzlich können auch ein vorbestehendes Asthma bronchiale, Diabetes mellitus, Schuppenflechte oder eine Depression eine Kontraindikation für die Einnahme von Betablockern darstellen. Dies sollten Sie aber mit Ihrem Arzt besprechen. In Einzelfällen kann die Einnahme trotzdem möglich und sinnvoll sein.

Warum soll ich gegen Migräne ein Antidepressivum einnehmen? Ich bin nicht depressiv!

Das Antidepressivum Amitriptylin wirkt in sehr niedrigen Dosierungen sehr gut bei Schmerzerkrankungen, auch bei Migräne. In dieser niedrigen Dosierung hat es keinerlei Einfluss auf die Psyche und macht auch nicht in irgendeiner Form abhängig. Zur Behandlung einer Depression werden deutlich höhere Dosierungen benötigt. Es ist also durchaus sinnvoll, ein Antidepressivum gegen Migräne einzunehmen, auch wenn man gar nicht unter einer Depression leidet.

Mit welchen Nebenwirkungen muss sich unter der Einnahme von Amitriptylin rechnen?

Die häufigste, aber mitunter auch erwünschte Nebenwirkung bei der Einnahme von Amitriptylin ist der schlafanstoßende Aspekt. Nach Einnahme der Tablette stellt sich relativ schnell eine starke Müdigkeit ein, und man schläft danach zumeist sehr gut durch. Normalerweise sollte unter Therapie keine Tagesmüdigkeit auftreten. Teilweise berichten Patienten auch über Mundtrockenheit. Es kann auch zu einer Gewichtszunahme kommen, in diesen niedrigen Dosierungen ist das allerdings nur selten der Fall.

Exkurs: Medikamentöse Firstline-Migräneprophylaxe

Wirkstoff	Dosis zu Beginn der Therapie	Zieldosis
Metoprolol	23,75 mg	zweimal 23,75 mg
Propranolol	40 mg	240 mg
Amitriptylin	10 mg	25 mg (selten höher)
Topiramat	12,5–25 mg	75–100 mg
Flunarizin	5–10 mg	5–10 mg (Patienten mit einem Gewicht von weniger als 50 Kilogramm: 5 mg alle zwei Tage)

105 Wann darf ich Amitriptylin nicht einnehmen?

Liegt ein erhöhter Augeninnendruck vor oder eine vergrößerte Prostata, sollte Amitriptylin nicht eingenommen werden. Grundsätzlich muss eine Einnahme immer mit einem Arzt besprochen werden.

106 Warum soll ich zur Therapie meiner Migräne ein Epilepsiemedikament einnehmen?

Topiramat ist eine Substanz, die ursprünglich für Epilepsie eingesetzt wurde. Es hat sich aber gezeigt, dass Topiramat auch zur Behandlung der Migräne eine hochwirksame Substanz ist. Da es durchaus Überschneidungen zwischen beiden Erkrankungen gibt, ist dies gar nicht so überraschend. Topiramat ist vor allem bei Patienten mit schwerer chronischer Migräne und Medikamentenübergebrauchskopfschmerz wirksam und sollte in dieser Patientenpopulation versucht werden.

107 Welche Nebenwirkungen sind bei der Einnahme von Topiramat zu erwarten und wann darf ich es nicht einnehmen?

Grundsätzlich ist Topiramat eine Substanz, die mehr Nebenwirkungen als andere Wirkstoffe verursacht. Wenn Topiramat allerdings wirkt, dann wirkt es häufig außerordentlich gut, sodass ich Patienten empfehle, zumindest einen Therapieversuch zu machen und im Falle von Nebenwirkungen die Substanz abzusetzen. Zu Beginn der Therapie leiden viele Patienten unter einem Kribbeln in Händen und Füßen, welches durchaus störend sein kann. Hilfreich kann dann sein, kaliumreiche Kost zu sich zu nehmen, da dies die Symptomatik häufig verbessert. Häufig kommt es zu einer Gewichtsreduktion, die aber auch mit einer Veränderung des Geschmacks einhergehen kann. Einige Patienten berichten z. B., dass Kohlensäure merkwürdig schmeckt oder dass sie Getränke mit Kohlensäure gar nicht mehr trinken können. Selten kann es im Rahmen der Therapie zu Konzentrations- und Gedächtnisstörungen kommen. Eine Therapie sollte daher nicht gerade dann begonnen werden, wenn Sie beruflich oder privat gerade stark gefordert sind wie kurz vor dem Abitur oder einer wichtigen Prüfung. Die Konzentrations- und Gedächtnisstörungen sind vollkommen reversibel, wenn man die Therapie wieder beendet. Selten kann es zu einer Verschlechterung der Stimmung bis hin zu einer depressiven Symptomatik kommen, insbesondere bei Patienten, die bereits unter einer Depression leiden. Daher sollte bei diesen Patienten das Präparat nicht eingesetzt werden. Sollten Sie zudem in der Vergangenheit Nierensteine gehabt haben, ist dieses Präparat ebenfalls kontraindiziert.

108 Was ist Flunarizin?

Flunarizin ist ein weiteres Präparat, welches in der Firstline-Therapie der Migräne eingesetzt wird. Die wichtigste Nebenwirkung von Flunarizin ist eine Gewichtszunahme, die unter Therapie auftreten kann. Es ist deshalb wichtig, das Gewicht im Rahmen der Therapie genau zu kontrollieren und dieser Gewichtszunahme vorzubeugen. Gegebenenfalls muss das Präparat frühzeitig gewechselt und abgesetzt werden. Interessanterweise scheint die Gewichtszunahme nicht durch eine vermehrte Nahrungsaufnahme zustande zu kommen, sondern durch eine Veränderung des Stoffwechsels.

109 Gibt es Präparate, die ich gegen Migräneschmerz einnehmen kann, die aber keine richtigen Medikamente sind?

Ja. Am besten hilft hier meiner Meinung nach Magnesium. Allerdings muss es in höherer Dosierung eingenommen werden, das wären 600 mg pro Tag. Als Nebenwirkung kann es zu Durchfall kommen. Ist dies der Fall, so sollte man die Dosis so weit reduzieren, dass diese Symptome nicht auftreten. An weiteren Substanzen mit weniger Evidenz, also Wirksamkeit in Studien, stehen noch Vitamin B2 (Riboflavin) und Coenzym Q10 zur Verfügung.

Ich würde gerne pflanzliche Präparate zur Therapie der Migräne einsetzen. Gibt es auch solche Medikamente?

Ja, grundsätzlich gibt es auch solche Medikamente, aber für diese gibt es deutlich weniger Nachweise, dass sie in der Therapie so gut wirksam sind wie die »richtigen« Medikamente. Zur Verfügung stehen hier zum einen Pestwurz *(Petasites hybridus)* und Mutterkraut *(Tanacetum parthenium).* Allerdings sind beide Präparate aktuell nur über die Auslandsapotheke zu erhalten. Wichtig ist zu wissen, dass es auch unter diesen pflanzlichen Präparaten durchaus zu schwerwiegenden Nebenwirkungen kommen kann. So wird im Fall von Pestwurz von Leberfunktionsstörungen berichtet. Nach der Einnahme von Mutterkraut kann es zu Hautveränderungen kommen. Pestwurz darf keinesfalls in der Schwangerschaft eingenommen werden.

Hilft die Botox-Therapie bei jeder Art der Migräne?

Die Wirksamkeit von Onabotulinumtoxin A ist bislang nur für die chronische Migräne belegt. Zusätzlich wirkt Botox bei Kopfschmerz bei Medikamentenübergebrauch. Bei einer rein episodischen Migräne wird Botox daher nicht angewendet.

Wie genau funktioniert die Botox-Therapie?

Für die Therapie mit Onabotulinumtoxin A wird dieselbe Substanz benutzt, die in der Schönheitsmedizin für die Faltenbehandlung verwendet wird. Zwar handelt es sich formal um ein Nervengift, das Verfahren ist jedoch extrem nebenwirkungsarm und sicher. Das Onabotulinumtoxin A wird mittels einer sehr dünnen Nadel, ähnlich einer Akupunkturnadel, an 31 Stellen im Bereich der Stirn, der Schläfen, des Hinterkopfes, des Nackens und der Schultern gespritzt. Es handelt sich dabei um ein festgelegtes Schema, welches in Studien seine Wirksamkeit gezeigt hat. Der Vorteil der Botox-Therapie ist, dass zumeist außer einer faltenfreien Stirn keinerlei Nebenwirkungen auftreten. Die Wirksamkeit setzt meist innerhalb von zwei Wochen ein. Gegen Ende des Dreimonats-Therapieintervalls lässt die Wirksamkeit häufig deutlich nach, sodass nach drei Monaten eine erneute Injektion erfolgt. Für gewöhnlich macht man eine solche Therapie über ein Jahr, erhält also insgesamt vier Injektionen alle drei Monate und versucht dann, das Therapieintervall auf vier Monate zu verlängern. Wenn das gelingt, kann im Verlauf versucht werden, die Therapie wieder abzusetzen. Sollte das nicht möglich sein, weil es wieder zu vermehrten Attacken kommt, kann die Therapie auch längerfristig fortgeführt werden. Das Präparat ist für die Migräne bereits langjährig in Verwendung und bei der Behandlung der Spastik schon über Jahrzehnte im Gebrauch, wobei hier nie relevante Langzeitnebenwirkungen aufgetreten sind, sodass man davon ausgehen kann, dass es sich um eine sehr sichere Therapie handelt.

113 Bezahlt meine gesetzliche Krankenkasse die Botox-Therapie?

Die Therapie mit Onabotulinumtoxin A wird von der gesetzlichen Krankenkasse übernommen, wenn bestimmte Formalien vorliegen. Die Patienten müssen unter einer chronischen Migräne leiden, und es müssen zwei Therapien aus dem Bereich der Firstline-Therapien ausprobiert worden sein. Wenn möglich, sollte eines der Präparate Topiramat sein, weil es bei chronischer Migräne besonders gut wirksam ist. Ist dies der Fall, so werden die Kosten der Therapie (etwa 640 Euro pro Quartal) von der gesetzlichen Krankenkasse übernommen. Die meisten privaten Krankenkassen übernehmen die Kosten unter diesen Bedingungen ebenfalls.

Kann ich Botulinumtoxin mit anderen Medikamenten kombinieren?

Onabotulinumtoxin A kann mit allen anderen Medikamenten kombiniert werden, da keine Interaktionen zwischen Onabotulinumtoxin A und anderen Medikamenten bekannt sind. Häufig findet eine Kombination zwischen diesem Präparat und anderen Migräneprophylaktika statt.

Kann ich Sport machen trotz der Therapie mit Botulinumtoxin?

Ja. Sie können jeden Sport machen, den Sie machen wollen. Auch sonst müssen sie bei der Therapie mit Botulinumtoxin nichts Besonderes beachten.

Wie funktioniert die Therapie mit CGRP-Antikörpern?

CGRP-Antikörper sind die erste spezifische Therapie gegen Migräne, d. h., sie sind die ersten Medikamente, die wirklich nur zur Migränetherapie erfunden wurden. Aktuell gibt es in Deutschland drei verschiedene Antikörper, die entweder das CGRP selbst blockieren (Fremanezumab und Galcanezumab) oder den Rezeptor des CGRP (Erenumab). Basierend auf dem aktuellen Wissensstand sind diese Antikörper alle gleich gut wirksam, sie unterscheiden sich aber teilweise in der Applikationsform. So gibt es von Fremanezumab eine Dreimonatsdosis, wohingegen alle anderen monatlich appliziert werden müssen. Die Gabe erfolgt mithilfe eines Autoinjektors subkutan, d. h., die Substanz wird direkt unter die Haut appliziert, z. B. am Oberarm, Bauch oder Oberschenkel. Die Anwendung ist sehr einfach und auch nicht sonderlich schmerzhaft. Die allermeisten Patienten berichten lediglich über leichte Rötungen an der Injektionsstelle; die Therapie ist sehr nebenwirkungsarm. Schwerwiegende Nebenwirkungen sind bei diesen Präparaten bislang nicht aufgetreten. Unter Erenumab sollte der Blutdruck regelmäßig kontrolliert werden.

Substanz	Handelsname	Wirkmechanismus	Dosierung
Erenumab	Aimovig®	Antikörper gegen den CGRP-Rezeptor	70 mg oder 140 mg alle vier Wochen
Fremanezumab	Ajovy®	Antikörper gegen das Molekül CGRP	225 mg alle vier Wochen oder 675 mg alle drei Monate
Galcanezumab	Emgality®	Antikörper gegen das Molekül CGRP	Loading Dose bei Erstinjektion: 240 mg; danach 120 mg monatlich

CGRP-(Rezeptor-)Antikörper für die Migränetherapie

117 Bezahlt die gesetzliche Krankenkasse die Therapie mit CGRP-Antikörpern?

CGRP-Antikörper sind deutlich teurer als alle bislang in der Therapie verwendeten Medikamente. Eine Spritze kostet etwa 400 Euro. Eine Übernahme der Kosten durch die gesetzliche Krankenkasse ist aber möglich. Dafür wurden bestimmte Regeln aufgestellt, die Patienten erfüllen müssen, bevor eine solche Therapie gestartet werden kann. Patienten müssen unter einem therapierefraktären Kopfschmerz leiden, d. h., alle Vortherapien dürfen nicht ausreichend gewirkt haben und müssen ausprobiert worden sein. Das heißt im konkreten Fall, dass Patienten vor einer Therapie Amitriptylin, einen Betablocker, Topiramat und Flunarizin und im Falle einer chronischen Migräne auch Botulinumtoxin ausprobiert haben müssen, bevor der Arzt CGRP-Antikörper verschreiben darf. Natürlich müssen Prophylaktika nicht ausprobiert werden, wenn Kontraindikationen vorliegen und deren Einsatz die Gesundheit des Patienten gefährden würde. Auch können Therapien wieder abgebrochen werden, wenn diese nicht wirksam waren. Es reicht jedoch nicht aus, wenn ein Patient ein bestimmtes Medikament einfach nicht einnehmen möchte. Eine Kostenübernahme durch die privaten Krankenkassen ist möglich. Hier sollte vor Therapiebeginn immer eine Kostenzusage durch die Krankenkasse vorliegen, damit der Patient nicht auf den Therapiekosten sitzen bleibt.

118 Handelt es sich bei der CGRP-Antikörpertherapie um eine Impfung?

Nein, absolut nicht. Häufig wird die CGRP-Antikörpertherapie mit einer Impfung gleichgesetzt, auch wenn dies überhaupt nicht der Fall ist. Die CGRP-Antikörper greifen nicht ins Immunsystem ein, und ihre Wirkweise hat auch nichts mit der einer Impfung zu tun. Bislang existiert keine Migräne-Impfung.

Kann ich mich impfen lassen, obwohl ich eine Therapie mit CGRP-Antikörpern erhalte?

Das ist überhaupt gar kein Problem. Auch wenn Sie eine Therapie mit CGRP-Antikörpern erhalten, können Sie jede Art von Impfung durchführen lassen.

Können bereits Kinder CGRP-Antikörper erhalten?

Nein. Diese Substanzen sind bislang erst ab 18 Jahren zugelassen. Allerdings laufen im Augenblick klinische Studien, die schon eine Anwendung im Kindesalter ab sechs Jahren untersuchen. Daher könnten CGRP-Antikörper möglicherweise in Zukunft auch für die Migränetherapie im Kindesalter zur Verfügung stehen.

Wie entscheidet der Arzt, welche Migräneprophylaxe er bei mir einsetzt?

Ein guter Arzt wird mit Ihnen zusammen entscheiden, welche Migräneprophylaxe für Sie in Ihrer aktuellen Lebenssituation die beste ist. Es macht nur Sinn, eine Prophylaxe zu beginnen, wenn Sie sich mit dieser wohlfühlen – nur dann kann sie überhaupt wirken. Zudem weiß der Arzt nicht, welche Migräneprophylaxe für Sie persönlich die beste ist. Er kann nur anhand der zu erwartenden Nebenwirkungen abwägen, mit welcher Prophylaxe Sie wahrscheinlich am besten klarkommen.

Welche Migräneprophylaxe ist die beste?

Wir wissen aktuell nicht, welches Medikament die beste Migräneprophylaxe ist. Wahrscheinlich gibt es auch gar nicht die eine beste Migräneprophylaxe, vielmehr gibt es nur für jeden Patienten individuell die beste, und möglicherweise ändert sich das sogar über das Leben hinweg, z. B. wenn sich die hormonelle Situation ändert oder ein Kinderwunsch besteht. Sicherlich ist es so, dass Onabotulinumtoxin A und die CGRP-Antikörper am wenigsten Nebenwirkungen verursachen. Allerdings treten Nebenwirkungen auch nicht bei jedem Patienten gleichermaßen auf, sodass man erst feststellen kann, ob eine Therapie gut vertragen wird, wenn die Medikamente wirklich eingenommen werden. Alle Prophylaktika kann man jederzeit sofort wieder absetzen, sodass Nebenwirkungen schnell wieder aufhören. Ein Therapieversuch mit jedem dieser Prophylaktika macht aus meiner Sicht Sinn, sofern keine Kontraindikationen vorliegen, die die Anwendung unmöglich machen.

123 Warum kann ich nicht direkt mit CGRP-Antikörpern anfangen, wenn das doch die nebenwirkungsärmste Therapie ist?

Aktuell ist das wohl vor allem eine Frage des Preises. Bislang liegen bis auf eine einzige Studie noch keine Daten vor, die zeigen, dass CGRP-Antikörper wirksamer sind als die übrigen, preiswerteren zur Verfügung stehenden Prophylaktika. Deswegen muss aktuell immer zuerst ein Einsatz der normalen Firstline-Therapie erfolgen. Die anderen Prophylaktika kosten nur wenige Euro pro Monat, CGRP-Antikörper um die 400 Euro pro Monat. Sollten aber in der Zukunft klinische Studien zeigen, dass CGRP-Antikörper gegenüber den anderen Präparaten überlegen sind, wird es sicherlich möglich sein, diese auch schon früher zur Therapie der Migräne einzusetzen.

124 Wie schnell wirkt eine medikamentöse Prophylaxe?

Wie schnell eine Prophylaxe wirkt, hängt von den Präparaten ab. Die Firstline-Präparate (Amitriptylin, Metoprolol, Propranolol,

Topiramat und Flunarizin) müssen etwa sechs bis acht Wochen eingenommen werden, bevor eine Wirkung einsetzt. Daher sollte man den nächsten Arzttermin nach Beginn der Therapie etwa drei Monate später ansetzen, da dann erst beurteilt werden kann, ob die Prophylaxe wirkt oder nicht. Die Wirksamkeit von Onabotulinum Toxin A setzt nach etwa zwei Wochen ein, hält dann zweieinhalb Monate an und lässt schließlich mit der Zeit wieder nach. Die Wirksamkeit von CGRP-Antikörpern ist dagegen schon nach wenigen Tagen zu beobachten.

Machen die medikamentösen Prophylaktika abhängig?

Keines der Medikamente, welches in der Migränetherapie eingesetzt wird, macht abhängig. Jedes dieser Medikamente kann ohne Probleme relativ zügig wieder abgesetzt werden, wenn es nicht vertragen wird oder kein gewünschter Therapieeffekt einsetzt.

Welche Prophylaktika kann ich einnehmen, wenn ich schwanger werden möchte?

Wenn Sie Migränemedikamente nehmen und schwanger werden möchten, besprechen Sie dies vorher genau mit Ihrem Arzt, damit dieser Ihre Medikation durchgeht und mit Ihnen bespricht, welche Medikamente abgesetzt und welche weiter eingenommen werden können. Grundsätzlich können Amitriptylin und Metoprolol auch in der Schwangerschaft eingenommen werden. Die übrigen Medikamente und auch Onabotulinumtoxin sollten in ausreichendem Abstand am besten einige Monate vor einer Schwangerschaft pausiert werden.

127 Ist eine Psychotherapie bei Migräne sinnvoll?

Gerade bei Patienten mit einer chronischen Migräne liegen häufig zusätzlich psychische Erkrankungen vor, z.B. eine Depression, Angststörungen oder Zwangssymptome. Es macht Sinn, nicht nur die Migräne zu behandeln, sondern ebenso dafür zu sorgen, dass psychische Erkrankungen im Rahmen einer Psychotherapie behandelt werden. Werden diese behandelt, bessert sich hierdurch häufig auch die Migräne. Andersherum führt eine Besserung der Migräne oft zu einer Besserung der psychischen Erkrankungen. Man sollte daher beide Erkrankungen gleichzeitig behandeln. Ferner profitieren auch Patienten ohne psychische Erkrankungen davon, mit Psychologen z.B. über richtiges Stressmanagement zu sprechen. Wenn Patienten für einen solchen Therapieansatz offen sind, sollte man diesen auch nutzen. Leider ist es aktuell gar nicht so einfach, einen Therapeuten zu finden, da die Zahl der Therapeuten stark begrenzt ist. Aber wenn man gar nicht anfängt zu versuchen, einen Therapieplatz zu bekommen, wird man natürlich auch keinen finden.

128 Hilft Cannabis bei Migräne?

In den letzten Monaten kam immer häufiger die Frage nach Cannabis zur Therapie in der Sprechstunde vor. Bislang gibt es keine guten Studiendaten dazu, ob Cannabis in der prophylaktischen oder Akuttherapie der Migräne wirksam ist. Natürlich heißt das nicht, dass Cannabis nicht wirkt, nur weil diese Studien (bisher) noch nicht vorliegen. Wenn alle anderen Medikamente und Maßnahmen nicht wirken, ist es aus meiner Sicht eine pragmatische und zu empfehlende Vorgehensweise, auch einen Therapieversuch mit medizinischem Cannabis zu unternehmen. Und in diesem Fall ist es mir lieber, dass Patienten dies unter ärztlicher Anleitung tun, als dass Drogen konsumiert werden. Patienten können nie genau wissen, was Drogen enthalten, weshalb unerwünschte Nebenwirkungen möglich sind.

KOPFSCHMERZ UND MIGRÄNE: STROM UND OPERATION

6

129 Was ist Neuromodulation?

Neuromodulation ist eine weitere Therapieoption bei Migräne. Dabei wird versucht, mit elektrischen Reizen Einfluss auf die Schmerzverarbeitung im Gehirn zu nehmen und damit die Migräne positiv zu beeinflussen. Grundsätzlich unterscheidet man invasive Verfahren, bei denen Elektroden implantiert werden, und nichtinvasive Verfahren, bei denen das Gehirn von außen stimuliert wird. Die invasiven Verfahren sind nur für eine kleine Minderheit von Patienten geeignet und sollten nur in sehr spezialisierten Zentren angewendet werden. Für die Mehrheit der Patienten spielen die invasiven Verfahren überhaupt keine Rolle. Nichtinvasive Verfahren dagegen können durchaus eingesetzt werden und haben bei einigen Patienten eine positive Wirkung. Hier ist im Augenblick noch der Preis das größte Problem: Sie sind relativ teuer in der Anwendung, und die Kosten werden von den Krankenkassen meistens nicht übernommen.

130 Gibt es eine Migräneoperation?

Einige Therapeuten versprechen, durch bestimmte Operationen die Migräne heilen zu können, z. B. durch Durchtrennung verschiedener Muskeln im Gesicht. Das funktioniert leider nicht. Glauben Sie schnellen Heilsversprechen bezüglich der Therapie der Migräne bitte nicht. Es gibt keine Migräneoperation, die Sie von Ihrer Migräne befreien wird.

Exkurs:
Nichtinvasive neuromodulative Verfahren

Verschiedene neuromodulative Verfahren stehen zur Migränetherapie zur Verfügung. In klinischen Studien konnte z. B. das Cefaly-Therapiesystem seine Wirksamkeit bei der Behandlung der episodischen Migräne zeigen. Es handelt sich dabei um ein Gerät, das mittels Elektroden auf der Stirn Stromreize appliziert. Die Mikroimpulse werden auf den Stirnnerv übertragen, der sie wie Information ins Gehirn zurückleitet. Diese Stromtherapie kann in der Akuttherapie sowie als prophylaktische Therapie angewendet werden. In der Akuttherapie kann es bis zu 60 Minuten verwendet werden, prophylaktisch setzt man das Gerät 20 Minuten pro Tag ein. Ein weiteres Verfahren ist die Stimulation des Nervus vagus mittels elektrischer Reize. Der Nervus vagus ist der zehnte Hirnnerv, welcher vom Gehirn durch den Hals bis in die inneren Organe verläuft. An der Halsaußenseite kann man den Nerv relativ leicht elektrisch stimulieren. Dieses Behandlungsverfahren ist zur Behandlung von Epilepsie gut erprobt, konnte jedoch auch für die Migräne gutes Therapieansprechen zeigen und wird vor allem für die Behandlung von akuten Migräneattacken eingesetzt. Dabei wird die Stromstimulation für 90 Sekunden durchgeführt. Möglicherweise hat es aber auch prophylaktische Wirksamkeit, wenn es regelmäßig eingesetzt wird. Neuromodulative Verfahren sind vor allem für Patienten geeignet, die nicht gerne Medikamente einnehmen möchten. Allerdings zeigt die Erfahrung, dass diese Verfahren nur bei eher leichter Migräne wirksam sind. Zudem sind die Verfahren zumindest zurzeit noch sehr teuer, und die Kosten werden nur in den seltensten Fällen von der Krankenkasse übernommen.

KOPFSCHMERZ UND MIGRÄNE: ERNÄHRUNG

7

Gibt es eine spezielle Migränediät?

Immer wieder wird in Frauenzeitschriften eine spezielle Migränediät propagiert. Viele glauben, dass man die Migräne heilen könne, wenn man nur das Richtige esse. Leider ist das nicht der Fall. Bislang gibt es keine ausreichenden Daten, die belegen, dass eine bestimmte Diät besonders gut gegen Migräne hilft. Einige wissenschaftliche Daten weisen darauf hin, dass eine kohlenhydratarme Ernährung hilfreich sein könnte. Das muss man aber individuell ausprobieren, denn einige Menschen reagieren gerade dann vermehrt mit Kopfschmerzen, wenn sie weniger Kohlenhydrate essen. Außerdem führt eine Ernährungsänderung bei einigen Patienten zu starkem Stress, der seinerseits wiederum Migräne verursachen kann. Grundsätzlich würde ich, wenn einen das Thema interessiert, eine Ernährungsumstellung für drei Monate versuchen und schauen, inwieweit man hier positive Effekte erzielen kann. Ergibt sich keine Besserung, kann man wieder zu seiner ursprünglichen Ernährungsweise zurückkehren.

Darf ich als Migränepatient Schokolade essen?

Immer wieder begegnen mir Patienten, die aufgrund ihrer Migräne auf Schokolade verzichten. Sie berichten, dass sie vor einer Migräneattacke vermehrt Schokolade aßen und dass die Schokolade dann die Migräne ausgelöst habe. Dies ist aber so gar nicht der Fall. In der Vorläuferphase der Migräne kommt es sehr häufig zu Hunger auf Süßes – die Migräne selbst löst diesen Heißhunger aus. Ob man dann Schokolade isst oder nicht, spielt eigentlich keine Rolle, da die Migräne schon angefangen hat und es so oder so zum Ausbruch kommen wird. Schokolade ist also kein Auslöser von Migräne und kann bedenkenlos konsumiert werden. Natürlich nur, solange man nicht zu viel Schokolade isst, das aber aus anderen Gründen …

Darf ich als Migränepatient Rotwein trinken?

Grundsätzlich dürfen Sie als Migränepatient alles. Eine Migräne-attacke, auch wenn Sie sie durch Ihr Handeln ausgelöst haben, richtet am Gehirn selbst keinen Schaden an. Die Attacken haben aber Einfluss auf Ihre Lebensqualität. Viele Betroffene berichten, dass Alkohol, insbesondere Rotwein, Migräneattacken auslösen kann. Ob dies auch bei Ihnen der Fall ist, müssen Sie selbst ausprobieren. Sollte es so sein, müssen Sie entscheiden, ob Ihnen das Glas Rotwein so gut schmeckt oder zu dem Abend so dazugehört, dass Sie nicht darauf verzichten wollen. Dass dies eine Migräneattacke zur Folge haben kann, müssen Sie dann in Kauf nehmen.

Darf ich als Migränepatient Käse essen?

Bevor Sie als Migränepatient auf bestimmte Lebensmittel verzichten, probieren Sie aus, ob diese Auslöser Ihrer Migräne sind. Häufig ist es nämlich so, dass sich dies nicht nachweisen lässt und dass Sie dann ohne Not und ohne Notwendigkeit auf Sachen verzichten, die Sie möglicherweise sehr gern essen. Mein Tipp: Probieren Sie es einfach aus. Lassen Sie das Lebensmittel, von dem Sie denken, dass es Ihre Migräne auslöst, für drei Monate weg und beobachten Sie, was passiert. Wenn sich nichts Relevantes an Ihrer Migräne ändert, dann essen Sie Ihren Lieblingskäse ruhig wieder.

KOPFSCHMERZ UND MIGRÄNE: HORMONE

8

Spielen Hormone bei Migräne eine wichtige Rolle?

Hormone spielen bei Migräne eine sehr wichtige Rolle. Dies zeigt sich schon allein daran, dass in Situationen mit starken hormonellen Veränderungen vermehrt Migräneattacken zu beobachten sind; das gilt z. B. für die Pubertät, für die Schwangerschaft und für die Perimenopause. Leider kann kein bestimmtes Hormon hierfür verantwortlich gemacht werden. Zwar spielen Östrogene und Progesteron eine wichtige Rolle, aber auch viele andere Hormone sind sicherlich von entscheidender Bedeutung. Daher ist es z. B. nicht möglich, Frauen einfach ein Hormon zu geben und damit die Migräne zu heilen.

Löst die Pille Migräne aus?

In den allermeisten Fällen löst die Pille, also die orale Kontrazeption, keine Migräne aus. Häufig wird die Pille jedoch in einem Zeitraum begonnen, wo alterstechnisch eine Migräne beginnt. Deswegen haben Betroffene häufig das Gefühl, dass die Pille mit ihrer Migräne in einem Zusammenhang steht. Es kann sinnvoll sein, die Pille einmal für drei Monate zu pausieren, um zu prüfen, ob diese tatsächlich Einfluss auf die Migränesymptomatik hat. Meistens ist es leider nicht so, dass sich das Migräneproblem auf diese Weise lösen lässt. Wenn die Pille keinen Einfluss hat, kann sie natürlich wieder eingenommen werden.

Gibt es eine spezielle Migräne-Pille?

Grundsätzlich gibt es keine spezielle Pille für Migränepatientinnen.

Darf man bei Migräne mit Aura die Pille einnehmen?

Grundsätzlich können auch Patientinnen mit einer Migräne mit Aura die Pille einnehmen. Allerdings sollten diese darauf achten, ein Präparat zu nutzen, welches möglichst wenig Östrogen oder gar kein Östrogen enthält, sofern sie diese Pillenpräparate vertragen. Östrogenhaltige Pillen führen häufiger zu kardiovaskulären Nebenwirkungen wie z. B. Thrombosen oder Schlaganfällen und Herzinfarkten. Dieses Risiko ist bei einer Migräne mit Aura sowieso schon leicht erhöht und sollte durch ein östrogenhaltiges Präparat nicht noch weiter erhöht werden. Liegen allerdings keine weiteren Risikofaktoren vor wie Bluthochdruck, Diabetes mellitus, Übergewicht, Hypercholesterinämie und Rauchen, dann ist letztlich das Risiko, das durch die Pilleneinnahme entsteht, nicht sonderlich hoch. Sollte man frei wählen können, sind Präparate, die nur Gestagene enthalten, zu bevorzugen. Sprechen Sie dieses Thema bei Ihrer Gynäkologin oder Ihrem Gynäkologen an und fragen Sie nach geeigneten Möglichkeiten. Gegebenenfalls bieten sich für Sie auch nichtmedikamentöse Verhütungsmethoden an, z. B. die Kupferspirale.

Sollte man bei menstrueller Migräne die Pille durchgehend einnehmen, also keine Pillenpause machen?

Normalerweise macht man bei Einnahme der Pille einmal im Monat eine Pause, um eine Menstruation zu haben. Wenn man Menstruationsmigräneattacken hat, kann man versuchen, durch die Einnahme eines Präparats ohne diese Pillenpause und damit ohne Menstruation positiven Einfluss auf die Migräne zu nehmen. Dies funktioniert allerdings nicht immer. Viele Betroffene berichten, dass sie trotzdem zum Zeitpunkt der Menstruation, auch wenn diese dann gar nicht stattfindet, Migränekopfschmerzen bekommen. Bei schwerer menstrueller Migräne ist es aber durchaus sinnhaft, einen solchen Therapieversuch zu unternehmen.

Ich möchte mir gern die Gebärmutter entfernen lassen, damit ich keine Migräne mehr habe. Macht das Sinn?

Nein. Auch ohne Gebärmutter werden Sie weiter unter Migräneattacken leiden. Ganz viele Hormone, die in anderen Organen oder Strukturen produziert werden und nichts mit der Gebärmutter zu tun haben, spielen ebenfalls eine wichtige Rolle bei der Entstehung der Migräne, sie werden z. B. in den Eierstöcken, in der Nebenniere oder in der Hypophyse produziert.

Wird sich meine Migräne in der Schwangerschaft verändern?

Bei vielen Patientinnen wird die Migräne während einer Schwangerschaft häufig deutlich besser. Es gibt sogar Patientinnen, die berichten, dass ihnen zuerst die Veränderung der Migräne aufgefallen sei, bevor ihnen klar wurde, dass sie schwanger sind. Zumeist setzt die Besserung der Migräne gegen Ende des ersten Trimenons ein und hält dann über die ganze Schwangerschaft an. Nur selten leiden Betroffene während der Schwangerschaft unter schwerer Migräne. Aber auch in einer Schwangerschaft kann man eine Migräne gut behandeln. Die Veränderung während der Schwangerschaft ist wahrscheinlich auf hormonelle Faktoren zurückzuführen. Allerdings kehrt die Migräne oft nach der Schwangerschaft zurück, und viele Patientinnen erzählen davon, dass überhaupt erst nach der Schwangerschaft ihre Migräne erstmals aufgetreten sei.

Schadet es meinem ungeborenen Kind, wenn ich während der Schwangerschaft Migräneattacken habe?

Grundsätzlich fügt eine Migräneattacke in der Schwangerschaft Ihrem Kind keinerlei Schaden zu. Allerdings merkt Ihr Kind natürlich, wenn Sie durch die Schmerzen vermehrten Stress haben. Daher ist es ratsam, auch in einer Schwangerschaft über eine medikamentöse Therapie nachzudenken, wenn es zu schweren Attacken kommen sollte.

143 Ich habe Angst, während der Entbindung eine Migräneattacke zu erleiden und dann Schwierigkeiten mit der Geburt zu bekommen. Was soll ich machen?

Es ist nahezu ausgeschlossen, unter der Geburt eine Migräneattacke zu bekommen: Die ausgeschütteten Hormone beugen einer Migräneattacke in dieser Situation sehr sicher vor. Dies ist evolutionär zu erklären, eine Entbindung wäre natürlich sehr schwierig, wenn eine Frau hier starke Migränekopfschmerzen hätte. Sie werden also auch als Migränepatientin die Geburt Ihres Kindes gut meistern können. Allerdings kann es nach der Geburt zu einer Migräneattacke kommen, gerade während des Stressabfalls nach der Geburt.

144 Kann ich mein Kind stillen, obwohl ich eine Migräne habe?

Auf jeden Fall. Stillen wirkt sich sogar sehr positiv auf die Migräne aus. Viele Migränepatientinnen berichten, dass die Migräne erst mit dem Abstillen wiedergekehrt sei. Dies ist auch hormonellen Gründen zuzurechnen, da es mit dem Abstillen häufig zum Auftreten der ersten Menstruation nach einer Schwangerschaft kommt. Auch die Einnahme von Schmerzmitteln ist während der Stillzeit möglich. Besprechen Sie dies aber genau mit Ihrer Ärztin oder Ihrem Arzt.

145 Wird die Migräne mit der Menopause besser?

Bei etwa zwei Dritteln der Patientinnen wird die Migräne in der Menopause deutlich besser. Dies ist vor allem bei den Frauen der

Fall, die vor der Menopause eine vor allem hormonell getriggerte Migräne hatten, also besonders während der Menstruation über Migräne klagten. Allerdings ist es so, dass bei vielen Patientinnen die Zeit der Perimenopause, also der Übergang in die Menopause, ein Zeitraum ist, der mit besonders häufigen Migräneattacken einhergeht. Gerade Patientinnen, die ausgeprägte Beschwerden haben, wie eine depressive Stimmungslage, Hitzewallungen und Gewichtszunahme, leiden häufiger unter vermehrter Migräne. Viele Patientinnen denken, dass die Perimenopause mit der letzten Menstruation vorbei ist. Dies ist aber nicht der Fall. Ähnlich verhält es sich mit der Pubertät, diese ist auch nicht mit dem Beginn der Menstruation vorbei. Bei der Perimenopause handelt es sich eben um einen längeren Zeitraum, der durchaus Jahre anhalten kann. Es ist wichtig, Patientinnen gerade in dieser Phase gut zu betreuen und die Migräne gut zu behandeln.

146 Gibt es einen Zusammenhang zwischen prämenstruellem Syndrom und Migräne?

Viele Frauen kennen das prämenstruelle Syndrom, das sog. PMS, das vor dem Beginn der Regelblutung auftritt. Im Vordergrund stehen dabei vor allem Stimmungsschwankungen, Wasseransammlungen im Körper, Müdigkeit, Heißhungerattacken und Kopf- und Rückenschmerzen. Die Symptome klingen mit Beginn der Regelblutung ab. Einige Frauen sind so stark von PMS betroffen, dass es ihre Lebensqualität maßgeblich beeinträchtigen kann. Schaut man sich die Symptome an, so gibt es viele Überschneidungen zwischen PMS und einer Migräne. Gerade die Vorläuferphase der Migräne, welche der eigentlichen Migräneattacke vorausgeht, geht oft mit PMS einher. Wenn beim PMS der Kopfschmerz eine wichtige Rolle spielt, sollte man schauen, ob es sich vielleicht um Migräne handelt. Wenn ja, sollte man sie auch als eine solche behandeln. Oft hat das einen sehr positiven Einfluss auf die PMS-Symptomatik. Wenn Migräne vorliegt, kann auch eine Migräne-Prophylaxe in der Behandlung des PMS wirksam sein.

KOPFSCHMERZ UND MIGRÄNE: ABSEITS DER SCHULMEDIZIN

9

147 Hilft Akupunktur bei Kopfschmerzen?

Einige Patienten berichten, dass ihnen Akupunktur bei Kopfschmerzen hilft. Die Datenlage ist hierzu weiterhin sehr begrenzt, und bislang liegen keine guten Forschungsdaten vor, die belegen, dass Akupunktur wirklich bei Migräne oder anderen Kopfschmerzen wirksam ist. Aber wie immer in der Medizin gilt: Wer heilt, hat recht. Sollte Akupunktur bei Ihnen wirksam sein und Sie es sich preislich leisten können, spricht nichts dagegen, die Migräne so behandeln zu lassen; Akupunktur verursacht sicherlich keinen Schaden.

148 Hilft eine Atlaskorrektur bzw. -behandlung bei Migräne und Kopfschmerzen?

Einige Ärzte und Osteopathen behaupten, dass bei der Migräne der Atlas – ein bestimmter Halswirbel – falsch stehe und man durch Korrektur dieser Fehlstellung die Migräne nachhaltig behandeln könne. Aus meiner Sicht ist das Unsinn, die Manipulationen an der Halswirbelsäule sind für einige Patienten sogar gefährlich. Ich würde dringlich davon abraten, diese Therapie bei Migräne und Kopfschmerzen zu versuchen.

149 Gibt es das sog. Migränepiercing?

Vor einiger Zeit kursierte in den Medien die Information, dass ein spezielles Piercing am Ohr zu einer Heilung der Migräne führe. Viele meiner Patienten haben mich nach diesem Piercing gefragt, und aus Social Media war zu entnehmen, dass viele Menschen sich ein solches Piercing haben stechen lassen. Hiervon ist absolut abzuraten. Es gibt keinerlei Daten dazu, dass dieses Piercing gegen Migräne hilft. Auch habe ich keinen Patienten getroffen, bei dem längerfristige Therapieerfolge durch das Piercing zu verzeichnen wären. Das Migränepiercing ist einmal wieder ein gutes Beispiel dafür, wie mit der Not von Migränepatienten Geld zu machen versucht wird.

Helfen chiropraktische Manöver bei Migräne?

Gar nicht so selten versuchen Betroffene, die mit der Migräne verbundenen Nackenschmerzen durch chiropraktische Manöver behandeln zu lassen. Dies ist nicht nur unwirksam, sondern kann sogar zu schwerwiegenden, lebensgefährlichen Nebenwirkungen führen, da es durch diese Manöver am Hals zu Verletzungen der Halsgefäße kommen kann, welche einen Schlaganfall auslösen können. Daher ist von solchen Manövern aus meiner Sicht unbedingt abzuraten.

Gibt es weitere Therapien, die bei Migräne wahrscheinlich nicht wirksam sind?

Leider wird immer wieder versucht, mit dem Leid von Migränepatienten Geld zu verdienen. Deswegen werden Patienten häufig vollkommen überflüssige und teure Therapien angeboten, mit dem Versprechen, die Migräne zu heilen. Sicherlich gibt es Patienten, denen es nach irgendeinem absurden Verfahren besser geht, aber das sind sicherlich nur Zufälle bzw. Einzelfälle. Grundsätzlich rate ich von sehr teuren Verfahren mit Heilsversprechen ab. Hierzu zählen auch die Colon-Hydro-Therapie, Darmspülungen, die Entfernung von Amalgamfüllungen, die Frischzelltherapie, verschiedene Zahnoperationen, die hyperbare Sauerstofftherapie, die Magnetfeldtherapie, die Ozontherapie, die Sanierung vermeintlicher Pilzinfektionen im Darm und die Entfernung der Mandeln.

KOPFSCHMERZ UND MIGRÄNE: ZUM WEITERLESEN

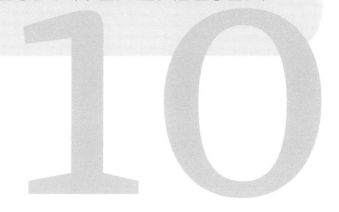

Deutsche Migräne- und Kopfschmerzgesellschaft e. V. (DMKG):
www.dmkg.de/startseite

Kopfschmerzregister der DMKG:
www.kopfschmerzregister.de

Selbsthilfegruppe »Kopfweh«:
www.shgkopfweh.at

Migräne Liga e. V. Deutschland:
www.migraeneliga.de

European Migraine and Headache Alliance:
www.emhalliance.org

Deutsche Schmerzgesellschaft:
www.schmerzgesellschaft.de

Bundesverband der Clusterkopf-Selbsthilfe-Gruppen (CSG) e. V.:
www.clusterkopf.de

Unabhängige Vereinigung aktiver Schmerzpatienten in Deutschland (UVSD) SchmerzLOS e. V.:
www.uvsd-schmerzlos.de

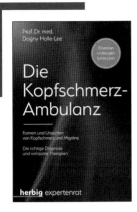

Kopfweh und Migräne
den Kampf ansagen

Nie wieder Kopfschmerz! Es gibt viele Arten von Kopfschmerz:
Die häufigsten sind Spannungskopfschmerz und Migräne, aber
auch Cluster- und Medikamentenkopfschmerz beeinträchtigen
massiv den Alltag vieler Menschen. Auch bei Kindern und
Jugendlichen steigt die Zahl der Betroffenen. Prof. Dr. Dagny
Holle-Lee gibt einen Überblick über die verschiedenen Arten
von Kopfschmerz, erläutert die Ursachen und beantwortet
wichtige Patientenfragen. Ein zuverlässiger Kompass auf dem
neuesten Stand der Forschung – für alle Betroffenen, die ihre
Lebensqualität aktiv verbessern möchten.

Prof. Dr. med Dagny Holle-Lee
DIE KOPFSCHMERZ AMBULANZ
244 Seiten · ISBN 978-3-96859-013-4

kosmos.de/herbig

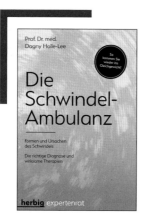

So kommen Sie wieder ins Gleichgewicht

Mehr als jeder zehnte Patient klagt beim Hausarzt über Schwindelgefühle. Nur selten verbirgt sich dahinter eine ernste Krankheit, doch die Ursachen sind vielfältig, und die Diagnose ist oft schwierig. Prof. Dr. Dagny Holle-Lee gibt einen Überblick über die verschiedenen Arten des Schwindels, vom gutartigen Lagerschwindel bis zum Morbus Menière. Auf Basis aktueller Forschungsergebnisse informiert sie über Diagnosemöglichkeiten und Therapien sowie darüber, was Patienten selbst gegen die Beschwerden tun können. Ein umfassender, praxisnaher Ratgeber für ein schwindelfreies Leben.

Prof. Dr. med Dagny Holle-Lee
DIE SCHWINDEL-AMBULANZ
160 Seiten · ISBN 978-3-7766-2825-8

kosmos.de/herbig